养肝就是养寿

王淼 ◎ 编著

天津出版传媒集团
天津科学技术出版社

图书在版编目（CIP）数据

养肝就是养寿 / 王淼编著．—天津：天津科学技术出版社，2018.6（2022.6 重印）

ISBN 978-7-5576-4825-1

Ⅰ．①养… Ⅱ．①王… Ⅲ．①柔肝—基本知识 Ⅳ．① R256.4

中国版本图书馆 CIP 数据核字（2018）第 040795 号

养肝就是养寿

YANGGAN JIUSHI YANGSHOU

责任编辑：梁 旭

责任印制：赵宇伦

出 版：天津出版传媒集团
天津科学技术出版社

地 址：天津市和平区西康路35号

邮 编：300051

电 话：（022）23332369（编辑室）

网 址：www.tjkjcbs.com.cn

发 行：新华书店经销

印 刷：北京柯蓝博泰印务有限公司

开本 710×1000 1/16 印张 16 字数 200 000

2022年6月第1版第2次印刷

定价：49.80元

前言

如果说人体是一家不停运转的工厂，那么位于人体右上腹部、约两斤半重的肝脏就是其“化工处理厂”，夜以继日承担着身体的代谢和解毒工作。然而，多年来难以改善的不良饮食习惯、药物滥用等问题，正在一点点剥夺着肝脏原本的排毒能力！

我国是肝病大国。

乙肝病毒携带者及慢性病毒性肝炎成为引起肝硬化甚至肝癌的主要病因。

我国儿童超重率、儿童单纯性肥胖平均增长率的增长，导致脂肪肝低龄化趋势已经显现。

酒精肝已经成肝脏“二号杀手”。数据显示，每年约10%~20%的酒精性肝炎患者会进展成肝硬化，仅次于乙肝。

近些年，市场上的减肥药、保肝药层出不穷，对其青睐者也只增不减。而大量用药只会增加肝脏负担，很多人的肝脏因此受害不浅。据卫生组织统计，药物性肝损伤已上升为全球死亡原因的前几位。

然而，这些情况并未引起人们足够的重视。如不能尽快做出改变，我们的肝脏势必会不断遭受重创，伤痕累累！

肝是百病之源，肝不好，人就容易生病。如果肝脏代谢不正常，人体所需养分得不到及时供应，身体中的各个器官都无法正常工作。本应明亮清澈的眼睛会由于肝血不足而干涩呆滞，本应光滑坚韧的指甲也会变得干枯变形，就连女人们的“好朋友”也不能如期而至。如果肝藏不住血，凝血功能无法发挥作用，身体就会意外“流血”：鼻血不止、眼底出血，有的时候吐痰也会夹杂着血丝。如果肝脏无法正常排毒，毒素就会滞留在体内，再美的女人也会变成“黄脸婆”，再强壮的男人也会萎靡不振，垂头丧气。

如果不想被疾病缠身，首先要保护好肝脏，从这个意义上说，养肝就是养寿。

本书从日常生活的各个角度入手，全面介绍应该如何养肝、护肝，详细描述了肝脏将要出问题的一些预警信号，规劝大家要避免日常生活中最伤肝的一些习惯。本书科学、严谨地讲解了在日常生活中怎样通过居家调养、心理调适、运动保健、穴位按摩、日常饮食等简便实用的方法来养肝、护肝。本书汇集了肝脏的常见问题，从找到病因到调养，无论是肝脏亚健康还是已经有了肝病，都可以用书中的小方法来改善。在这里，衷心希望每位读者都能关注肝脏健康，远离疾病困扰。

目 录

第一章
肝脏失常，生命失灵

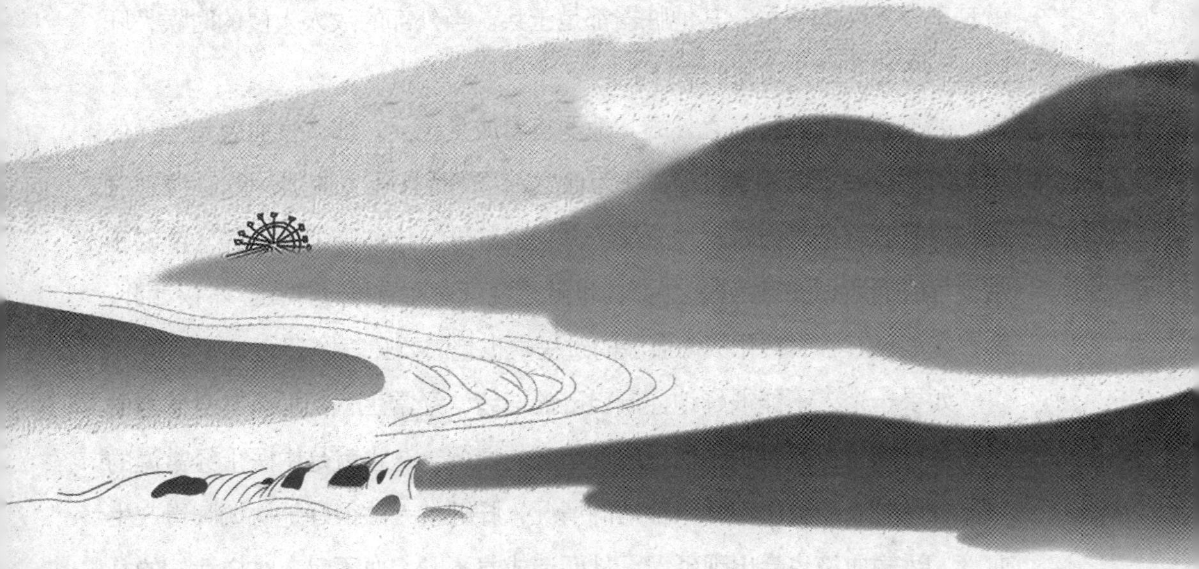

肝是统领气血的领袖

一提到气血和肝脏的关系，很多人都有过这样的体会：假如一个人的面色蜡黄，没有了血色，视力出现问题，很有可能就是他的肝脏出现了问题。

其实心、肝、脾、肺、肾这五脏与气血都存在紧密的联系，而肝脏主要起着统摄气血的作用。

《素问·灵兰秘典论》中记载："肝者，将军之官，谋虑出焉。"这句话就是说肝在五脏当中担任着将军的职位，要给其他脏腑"出谋划策"，让其有条不紊地运转。其实，我们可以把身体想象成是一个战场，而肝脏就是率领部队的将军，其他脏器都是士兵。当外部的敌人入侵的时候，肝脏就肩负起了派兵遣将的重任。

如果我们把除肝脏之外的其他器官看成是士兵，那么气血就是士兵的武器。中医认为，肝藏血，"肝为血之海"。而且肝主疏泄，能够调理气血。只有肝脏把气血合理地分配给其他的脏器，这些脏器的功能才能够正常发挥。而所谓"气为血之帅"，也就是说气对血有推动作用。不仅如此，脾胃在消化五谷、转化成为血液的过程中也是需要肝气推动的。

如果一个人不能很好地控制自己的情绪，经常生气，那么其身体当中正常运行的气机就会被干扰，出现堵塞的情况，这也就是中医上经常说的"肝气郁结"。一旦出现肝气郁结的情况，肝脏就无法很好地协调脾胃产生血液，运输血液也会出现延误，从而造成气不顺，血不足，这样我们的身体健康自然无法得到保障。

对于我们的血液而言，肝脏还有一个净化的功能。中医说："人卧则血归肝”。当血液在夜晚回到肝脏之后，肝脏就会对血液进行排毒，等到第二天早晨，再被肝脏重新分配到各个器官的血液就是新鲜的了。假如一个人在晚上 11 点之后依旧保持兴奋的状态，血液就无法很好地回流到肝脏当中，自然也无法在凌晨 1 点之后进行净化，那么到了第二天，身体内的血液依旧是混浊和不新鲜的。时间一长，血液里的杂质就会越积越多，疾病就会出现。

而且，在中医当中还有“肝藏魂”的说法。魂，其实说的就是我们的精气神。一个人的肝气如果虚了，人就会没有什么精神，失去了底气，很容易产生恐惧感。而一个人的肝气如果太旺，那么就会造成肝气在身体内乱窜，让人情绪暴躁。如果我们不能够克制这股肝气，我们的肝脏反而会受到伤害。

在很多时候，肝脏的好坏从表象是可以看出来的。特别是对于女性而言，更应该养护肝脏，因为肝脏和美容有着很奇妙的关系。肝主血，而血是人体肌肤毛发生长所需要的主要营养物质，因此，肝脏健康的女性脸色通常非常红润，指甲不会苍白，头发更不会干枯。

虽然养肝是一个长期的工程，但是春天是养肝的最佳时间，因为肝脏的个性和春天的特征非常符合。

我们的身体为了适应春天舒展的特点，细胞会变得越来越活跃，此时我们应该穿保暖和稍微宽松的衣服。特别是女性朋友，千万不要为了所谓的身材苗条，塑形美体而选择穿紧身的衣服，这样很容易让体内的气机出现堵塞和郁结，影响气血的运行。

另外，中医上说酸味入肝，肝气在春季本来就是非常旺盛的，如果我们在饮食上再经常吃一些酸性的食物，就会进一步助长体内的肝火。因此，我建议大家在春天可以多吃一些甜的食物。而且，肝脏对应的是青色，可以多吃一些青色的食物，比如芹菜、菠菜、竹笋、莜麦菜等，还有一些谷类，如糯米、黑米、高粱米等都可以有效补充肝血。

人体解毒，肝脏最为关键

肝脏是人体极为重要的解毒器官，当血液流过时，就将这些毒素排出，通过化学反应成为无毒物质，或分解使其随胆汁、尿液排出体外，起到保护自身机体的作用。

1. 强大的解毒功能

肝脏是人体非常重要的解毒器官，当血液流过时，就会将有毒物质过滤出来，通过化学反应或转化成无毒物质，或是分解使其随胆汁、尿液排出体外，从而保护机体免受损伤。举例来说，寄生在肠道内的细菌在分解腐败的时候，就会产生氨气，氨气会损害我们的身体，但是肝脏将氨转换成尿素排泄，以免身体中毒。这就是我们常说的“肝为解毒之官”的原因。

但是，肝脏的解毒功能也不是全面的，有些有害物质，肝脏也是无法排出的。在我们接触最为普遍的饮食之中，酒精、药物、咖啡因等都是非常常见的有毒物，有些食物中还有一些重金属元素，肝系统不会将这些有毒物质消除，这些物质就会造成身体的伤害。

2. 肝脏的再生能力极强

我们在电视上经常会看到报道，妹妹或是弟弟要做手术，只需从姐姐或是哥哥肝脏上切一块来就行了，肝脏移植手术就这样的轻巧，令人非常的惊奇。原来肝脏有很强的再生能力，试验表明，将小狗的肝脏切除四分之三，8 周以后，肝脏又恢复了工作；大老鼠经手术切除肝脏四分之三，只需几个礼拜，肝脏就可以恢复功效；而作为高级动物的人也是如此，切除肝脏四分之三，只需 4 个月，肝脏就可以正常的工作。你看，肝脏有很强的再生能力。

3. 酒精是肝脏的毒药

即使肝脏有如此多的功效，但也不是金刚之躯。有人若是一喝酒，便喝到底；一吃肉，便大口吞咽；一感冒，便吃很多的药物。最终是肝脏有了问题，这时就会发生胆结石、肝硬化、黄疸性肝炎、脂肪肝，甚至肝癌。

4. 养肝护肝的几种方法

（1）学会流泪。流泪对肝脏有很大的好处。古代总是说“男儿有泪不轻弹”，现在却说“男人哭吧哭吧不是罪”，如果明白流泪是一种保护肝脏的方法，假若抛开面子问题，偶尔哭哭也是很正常的。假如你真的哭不出来，那就切几片洋葱，总之需要定期的运动泪腺。

但是，万事都要掌握一个度，过度还是不行的。

（2）为脏腑做按摩。适当做些体育运动，这是为自己的脏腑做按摩，可以改善器官的紧张状态，促进血液循环，加快排毒。比如瑜伽运动，通过对肝脏等器官施加压力，改善这些器官的紧张状态，促进了血液循环和排毒。

（3）多吃酸苦的食物。苦味入心经，酸味入肝经，像枸杞、苦瓜、菊花等都具有很好的解毒和明目功能，既可以营养心经又可补润肝经。

（4）科学补充氨基酸。氨基酸是蛋白质的基本单位，人体不可缺乏任何一种氨基酸，否则都会导致生理功能异常，影响抗体代谢，引发疾病。

肝连阴器，肝伤则性伤

阴茎又叫阳具，为男性的外生殖器官，男性阴茎关系着他一辈子的幸福。从中医的角度上说，男性阴茎和肝脏有直接的关系，肝主筋、连阴器。中医上讲，肝主筋，阴茎之所以可以勃起，主要是因为它有韧性。因此，肝受损，则性一定会受影响。

中医还认为，宗筋和天、地、人对应，宗筋位于人体中央，为男人性特征，担任着传宗接代的重负，因此，宗筋为人体上的非常重要的筋。

筋要靠血来养，而血靠肝来藏，也就是说，只有肝血充盈，筋膜才可被充分营养，才能发挥其正常功能。若血库亏虚，筋就会松。阴茎即筋，要靠肝血滋养，若肝血无法养筋，就会导致阳痿。很多人出现阳痿就忙着吃壮阳药，可壮阳药使用不当会伤肾精，肾水无法生肝木，就会加重阳痿。因此，男人想有好的“性趣”，要注意滋养肝血，只有肝血充足，阴茎才可正常勃起。

常见的伤肝行为包括喝酒、情绪化、开夜车，长时间看书、报纸、电视、电脑等。危害最大的就是喝酒。有的人认为喝酒对身体健康有益，喝到一定程度的时候，整个人都飘飘然了，产生快感。其实，出现这种现象主要是因为酒中的水谷精华。寒冷的冬季，万物收敛，到处冰封，可是酒却不会结冰。

适量饮酒，可以调动肝脏生发之机，缓解抑郁之气，可是过量饮酒，体内肝气就会过度生发，使得人做出一些超出自己平时想象的事情。并且，由于肝气在酒醉的时候过量调动，内心的失落、身体的痛苦就会加重，比如，出现头痛、恶心、呕吐等，因此，喝酒一定要有节制。

喝酒没有特别规定的底线，不过绝对不能喝醉。对于很多喝酒人士来说，喝酒为的就是喝醉，体会那种醉酒的感觉。在此给大家推荐一个饮酒标准：白酒的度数较高，容易过量，对人体的伤害较大，健康成年人饮用低度酒不宜超过 100 毫升，中度酒不宜超过 50 毫升，烈性酒不宜超过 25 毫升。只有把握好这个量，才能促进肝气生发，同时避免饮酒过度。

有的人喝酒没有节制，并且喜欢酒醉之后行房事，认为酒精可以让人兴奋，喝过酒后，人会表现得有些迟钝、麻木，可以延长交合时间。因此，有的人养成了先喝酒、再行房的习惯。

实际上，男性行房事的过程中，肾主藏精，肝负责泄精，当肾精储存至一定程度时，肝就会打开阀门，将多余精泄出去，等到肾精不足时，肝的阀门会自动关上，以避免肾精疏泄过度。因此，中医上有云："肝为泄精之枢纽。"此枢纽就是指阴茎。醉酒后，肝气生发太过，失去制约，无论肾精充足与否，阴茎都会勃起，此时行房会透支本就缺乏的肾精。若肾精非常亏虚，不能闭藏，就会影响到生殖、寿命。而且，肾主智，醉酒时行房，肝肾俱伤，此时受孕出生的孩子容易智力低下。

肝脏不好，女人受伤

肝脏是人体重要的新陈代谢器官，对于人们身体健康具有重要的作用，而对女人来说，如果肝脏出了问题，影响也是非常大的。

（1）脸色难看。看脸先看额头上，肝不好，额头上就会出现痘痘，还会导致毛孔粗大等；其次，肝不好时皮肤会发白或发黑，眼睛也会出现发黄症状。

（2）气血不足。女人一生以血为重，肝有"造血"、"储藏"、"调节血量”和向各脏器“输送血液”的功能，还有分解营养、调节激素等功能，肝还是人体最强的解毒排毒系统和营养输送系统，滋养着女人全身的脏器。若肝不能完成这些工作，则会导致分泌失调，气血不和。

（3）月经不调。肝血不足造成月经量减小，严重者出现闭经，子宫卵巢萎缩症状。

养肝以食为先，正确的食疗可以帮忙肝脏排毒理气。下面给大家介绍几种适合女人补肝的食物。

1. 带鱼

带鱼有养肝补血、润肤养发的功效。虽然带鱼的脂肪含量高于一般鱼类，但多为不饱和脂肪酸，具有降低胆固醇的作用。带鱼富含镁元素，可以保护心脑血管系统，预防高血压等病。带鱼适宜久病体虚、气短乏力、皮肤干燥的人食用，而皮肤病、哮喘病患者则不宜食用。

2. 黄豆芽

黄豆芽是养肝护肝的好食物。黄豆芽具有清热利湿、消肿除痹、祛黑痣、治疣赘、润肌肤的功效，对脾胃湿热、大便秘结、寻常疣、高血脂有食疗作用。因为黄豆芽含维生素 C，是美容食品，常吃黄豆芽能营养毛发，使头发保持乌黑光亮，对面部雀斑有较好的淡化效果。

3. 西瓜

中医认为，西瓜具有清热解毒、除烦止渴、利尿降压的作用，是首推的天然养肝“良药”。由于西瓜水分充盈，很多人认为吃西瓜便等于喝水。不过，一份西瓜所含的糖，相当于两份苹果或梨，如果吃了西瓜，其他水果的分量则要加倍减少了。

4. 葡萄

葡萄中含有多种维生素和多种微量元素，不但具有益肝阴、利小便、舒筋活血、暖胃健脾、补气血、强筋骨、除烦解渴的功效；而且所含的多酚类物质是天然的自由基清除剂，具有很强的抗氧化活性，可以有效地调整肝脏细胞的功能，抵御或减少自由基对它们的伤害。

5. 草莓

对于肝火旺盛的人来说，草莓既能养肝，又是去肝火的高手。从中医角度讲，草莓性凉、偏酸甜，能养肝护肝，又因红色入心，可去心火。此外草莓是典型的浆果，维生素C的含量丰富，有助于人体吸收铁质，使细胞获得滋养；其含有的天然的抗炎成分可以减少自由基的产生数量，以保持脑细胞的活跃，帮助提神醒脑。

6、黄瓜

性寒、味甘，含戊糖、维生素B1、维生素B2、烟酸、蛋白质。其细纤维具有促进肠道毒素排泄和降胆固醇作用，其所含丙醇二酸可以抑制糖类物质转化为脂肪，尤其适合脂肪肝的防治。

女人显老，肝脏问题及时找

俗话说得好："好女人都是用血养出来的。"由此可见，一旦没有了血，那么女人的幸福也就无从谈起了。而我们的肝脏，就是身体的储血库，可是，女人的储血功能先天就比男人差一些，而且女性天生的敏感和思虑过多，更容易让肝脏受到伤害。因此，我想告诉女性朋友，一定要好好养护自己的肝脏。

女人每一个月都会来月经，换句话说，每一个月都会失去一部分血液；女性当了妈妈之后还需要给孩子哺乳，而乳汁又是由身体当中最优质的血液精华凝练而成的；再加上女性总是特别爱哭，而眼泪也是血液生化的。所以，不管是从女性的生理特点上来看，还是从女性的心理特点上来分析，一个女人的一生，肯定会失去大量的血液。因此，中医也一直强调"女子以养血为本"。

我们都知道，如果土地失去了水分就会变得贫瘠，甚至会干枯开裂，那么在这种情况下，土地上面生长的植物也肯定会枯萎。同样的道理，女性如果肝缺血的话，那么就很容易出现皱纹早生、面色枯黄、唇甲苍白、头晕、眼花、乏力、心悸等症状，而且还会加速衰老，甚至有的女性会常常四肢麻木，月经量越来越少，提前闭经等。

在女人的一生当中，从 25 岁开始到 35 岁，女性经常表现为痛经、闭经、乳房胀痛有肿块、两胁胀痛甚至不孕等；而从 36 岁到 50 岁，女性则经常会表现为情绪失调，同时伴有头晕头痛、失眠健忘、食欲减退等，也就是人们常说的更年期综合征，同时，还会出现黄褐斑。

肝脏就是一个大血库，肩负着血液储藏和调配的责任。我们的身体除了要储藏充足的血液之外，还应该保证把血液及时输送给身体需要的地方。其实，我们伸伸胳膊，踢踢腿，甚至是动动眼珠子等每一个细微的动作，都得靠肝来指挥。

与此同时，肝脏还会根据你身体的实际情况来调节血液的循环。当你的身体处于睡眠状态的时候，身体需要的血液量减少，那么一部分血液就会回流到肝脏当中暂时储存起来；而当你进行剧烈活动，或者是紧张工作的时候，身体内的血液又会从肝脏输送到经脉当中，从而保障全身的供血。

上面已经说过，女性大多数心思敏感，多愁喜怒，正是因为这样的心理特点，才导致女性要比男性更容易出现肝气郁结。

在五行理论当中，肝属木，脾属土，木克土，脾土归肝木管辖，换句话说肝是脾胃的直接上司。在正常的情况下，它们各司其职，相安无事。可是一旦我们发脾气，或者是伤心的时候，就容易造成肝气郁结或者是肝气过盛，而中医上把这种现象称为“木旺乘土”。

我接触过很多患者，他们总是说只要一生气，就吃不下饭。很多人遇到这种情况肯定就会去安慰几句。但是我却不主张这样做，因为，并不是他不想吃饭，而是因为生气了，肝气郁结了，肝脏把所有的气都撒到了脾胃上，那么脾胃肯定是受了委屈的，自然就不想吃东西了。

因此，生气的时候出现不想吃东西的情况是身体的一种本能反应，劝是不会有改善的。只有让其肝气通畅了，脾胃通畅了，自然就有胃口了。

不仅如此，肝气郁结还会造成乳房胀痛、月经不调、眩晕、腹泻、反胃、呕吐、打嗝、腹部胀痛、便秘，甚至患上子宫肌瘤。

而且，肝脏的面部反射区是我们的左脸颊，所以一旦肝火过旺，那么左脸颊上面就很容易出现痘痘。如果是肝气郁结，千万不要乱吃药，因为不根据自己身体的五行属性乱吃药，是很容易让脸上长色斑的。假如你发现自己脸上开始成片成片地长色斑，那么你就要注意了，这可能是抑郁症或者是重大肝脏疾病的前兆。

另外，肝主筋，人体关节部位的各种不适症状都可以归结为筋病。常见的如关节炎、腱鞘炎、腰膝酸软等。如果肝血不足，那么就无法滋养筋，筋就会变脆变硬，容易受伤或屈伸不利。

《尚书·洪范》中讲："木曰曲直"。"曲直"其实就是弯曲和伸直的意思。如果你的肝血充足，那么你的身体关节自然就会灵活，做起事来也会得心应手。可是如果不注意养肝，那么就会出现关节转动不灵、反应迟钝等问题。

女人有异味，肝火惹的事

每个女人都希望自己的身体能散发出女人特有的清香。然而实际上，很多女性在成年之后身上就散发出了让自己恼火的"下身味"。

到了春季，很多女性朋友会发现自己不仅出现了口苦口干、浑身乏力等不适，下体还出现了阴部瘙痒、白带增多等，有时白带中夹着血丝，散发出浓浓的腥臭气味儿，实在让人厌恶，实际上，这就是我们平日里经常说的"阴道炎"。

提起“阴道炎”这个词语我们并不陌生，它是女性的常见病，尤其是婚后女性，也是典型的妇科疾病，由于其发病并不会带给女性显著的不适，再加上女性觉得看妇科疾病有些不好意思、难脱口等，便选择了忽视疾病，任其发展。但是你知道吗？如果不及时治疗阴道炎，它很可能会发展成盆腔炎、膀胱炎、尿道炎、肾盂肾炎等。

从中医的角度上说，阴道炎为肝经郁热导致的，肝喜欢疏泄，若肝气长时间郁结，就会在身体中生火，肝木易克脾土，肝火旺盛，脾胃功能就会受损，脾胃受损，水湿就会停留在身体之中。水湿和内火斗争的时候，就会沿着肝经向下走。足厥阴肝经向下绕经阴部，湿热一定会沿着肝经直犯阴部，如此一来，给细菌、病虫提供了栖息地，便诱发了上述症状。因此，女性想要离“下体味儿”远点，首先要做的就是熄灭肝火、消除内热，还要注意杀虫止痒。对于此类女性，我经常会给她们推荐鸡冠花藕汁。

具体做法：取鲜鸡冠花 600 克，洗净之后放入锅中，倒入适量清水煎汁，20 分钟后过滤取汁，之后加水继续煎；重复上述操作 2 遍，将 3 次煎取的汁液混合在一起，开小火慢熬，至水汁变少快干锅的时候加入鲜藕汁 500 克，继续煮几分钟，关火，调入少许白糖搅拌均匀，晒干，研成粉末，放到干净的容器内。服的时候用沸水冲开，每天早晚分别服 1 次，每次服 10 克。

此方之中的鸡冠花味甘性凉，入肝经和大肠经，能治疗赤白带下、崩漏、便血等症；莲藕性寒凉，有健脾益胃、清热养阴、凉血行瘀等功效。通常来说，女性产后忌食生冷之品，不过藕为消瘀之品，因此通常是不忌食的。将莲藕榨汁食用，不仅不会流失营养，而且容易消化。将鸡冠花和藕汁结合在一起，收涩止带的同时清热养阴，妇科疾病自然不会再找上来。

提醒此类女性注意：日常生活中忌食辛辣、甜腻的食物；鱼虾等海鲜类的食物也要尽量少吃一些，因为此类食物容易助长体内的湿热，使得阴部瘙痒的症状变得更加严重。多吃些能利湿的食物，如冬瓜、红豆、绿豆、薏米等；平时选择贴身、舒适、透气性好的内裤；适当运动；刺激隐白穴，都能在一定程度预防妇科疾病。

肝气郁结，不孕症找上你

如今，很多女性朋友被不孕症、乳腺增生等妇科疾病所困扰。女人们在面对这些反复发作的疾病时，身体和心理都受到了折磨。实际上，这些让女人痛苦不堪的疾病都和肝脏有关。只有保养好肝脏，才能让女人们最大限度地远离这些疾病。

多数女性朋友在得知自己患上不孕症后，都会急忙到医院做各种身体检查，因此很容易忽视抑郁情绪对不孕的影响。实际上，很多女人出现的不孕都是肝郁导致的，只有通过正确的方法疏肝解郁，才可以让你重获“孕气”！

打开电视机或报纸，我们就会看到一大堆“主治不孕不育”的广告，很多人都觉得迷惑，现代人的生活条件越来越好，医疗水平越来越高了，怎么还有那么多人不孕呢?

实际上，看似非常享受的生活方式并不利于我们的脏腑健康。人们长期待在室内不运动，冬不冷、夏不热，身体的抵抗力必然会下降。舒适享受的生活正如同慢性毒药一般侵蚀着我们的脏腑机能。

对于职业女性来说，心理压力是导致不孕的重要因素。很多职业女性由于激烈的竞争承受着巨大的心理压力，每天处在焦虑、抑郁情绪之中，没能很好地宣泄自己的情绪。殊不知，这些不良情绪正在伤害肝脏，导致气滞血瘀，影响正常生殖功能。因此，肝郁是导致女性不孕的直接因素。

我有个朋友，30岁，结婚三年了，没有采取任何避孕措施，却一直没能怀孕。我的这位朋友是个工作狂，典型的女强人，喜欢在公司里出风头，而这样的性格，难免会招惹一些“小人”，因此常常因为小事和公司的同事发生争执，常常说自己胸口堵得慌。

到朋友 30 岁那年，家人都希望她能生出个一男半女的时候，她和老公才意识到，结婚三年自己的肚子居然没有任何动静。两个人频繁地到医院检查，但结果都显示他们的身体非常健康，没有异常，至于为什么不孕始终没能检查出来。

一次偶然的机会，朋友对我诉说了自己的苦衷，我听完之后，觉得她的不孕很可能和生气有关，因为情志抑郁、愤怒都会伤害到肝脏，怒气长期得不到发泄，就会导致肝气郁结，进而使得肝之疏泄功能失调，冲任二脉跟着失调，月经、胎孕也会跟着受影响，女人就会表现出月经不调、代谢紊乱、不孕等症。

肝主血，女人的月经、生产都会大量耗血，若肝气郁结，肝脏调血的功能就会失调，从而导致女人不孕。

我告诉朋友，回家后服用些疏肝解郁的中药，两个人一起去旅游，暂时放下工作，专注于调养精神，并嘱咐她平时按揉大腿内侧。我们的大腿内侧为肝经之通道，若按揉的过程中有淤积颗粒，说明你的肝经已经不畅通了，不注意调养很可能影响胎孕生产过程。用手轻轻按揉出现颗粒的部位，将颗粒逐渐揉散，肝经气血就会越来越畅通，你就会发现自己的脾气越来越好了。

我的朋友按照我教给她的方法调养了半年之后，果真怀孕了，全家人都高兴得合不拢嘴。由于我朋友不再像之前那样爱发脾气，与同事之间的关系也融洽了很多。

肝经气血不足，眼睛容易近视

在以前，只有读过很多书的人才会戴眼镜，所以戴眼镜被看作一种有学问的象征，但是现在，走到大街上就会看到戴眼镜的人，就连小学生都有不少配戴眼镜的。

据有关部门统计，目前患有近视的人数已经达到了 2 亿，而且数量还在增加，这其中有两个最主要的原因，一个是没有防范近视的意识，另外一个就是用眼习惯不良，最终将原本可以治愈的假性近视变成真近视。

我们知道，眼睛与肝之间的关系是最为密切的。在《黄帝内经》中讲到“肝开窍于目”，假若肝脏出了问题，就会对眼睛有影响。假若气血不充足，眼睛就会发干、发涩并带有胀痛感，看东西不清楚。可能我们曾经有过这样的感受，如果在晚上没有获得充足的睡眠，早晨起来之后眼睛就会非常的不舒服，更有甚者是满眼血丝。这是为什么呢?

这主要是因为在晚上三点的时候正是肝经当职，假若休息得不充足，气血就不会纳入肝经，这样就会影响第二天肝经气血的输入。由于眼睛与肝脏的密切关系，所以肝脏的问题就会在眼睛上体现出来。再比如长时间的注视电脑或是电视，眼睛也会有疼痛感，视力越来越模糊，如果闭目养一养精神，就会感觉不那么难受，其实这也是肝经得以休息的缘故。从另一方面讲，如果眼睛使用不当，也会对气血肝脏造成影响，二者之间相互影响。

了解了气血肝脏与眼睛之间的关系，你可能就知道近视的主要原因了：近视主要是眼睛过度疲劳，经常用眼伤害到气血；或者肝肾亏虚，精力不足，导致视力减弱，无法看清楚远处的东西。

这样看来，近视并不是无法治疗的，关键是看有没有治疗的决心，能否改掉不良的用眼习惯。如果你一边治疗，一边盯着电脑不放，或者不注意眼睛保健，这样的情况，治疗近视就是在缘木求鱼，不可行而为。

关于近视的原因，在中国古代已经早有了认识，在《审视瑶函·内障》中讲："肝经不足肾经病，光华咫尺视模糊。"而在《诸病源候论·目病诸候》中讲："劳伤肝腑，肝气不足，兼受风邪，使精华之所衰弱，故不能远视。"对于近视的原因都很一致，都是因为气血不足、肝肾亏虚所引起的。

这样看来，可以将近视分成两种情况。一种是因为气血不足所导致的，也就是眼睛疲劳，导致气血损伤，致使看不清远处的东西。这类近视的患者，眼镜的度数越大，眼珠向外凸出的越多。

就像是以前我的一个患者，年纪非常的小，两只眼睛就有 500 度的近视，他父母认为孩子看书、看电视导致的，所以开始不让孩子看电视了，但是这样持续了一段时间，并没有什么效果，经人介绍找到了我。我让孩子每天都进行穴位按摩，孩子只持续了一个月，他的父亲就给我打来了电话，孩子的视力已经明显好转，过了八个月，孩子的视力基本恢复了正常。

当然，除了按摩穴位以外，还可以利用饮食调理的方法治疗近视，主要的原理就是补肝血。现在介绍给大家一种茶饮品，也对近视有治疗的作用，那就是芝麻核桃乳蜜饮。

这种茶的制作方法非常的简单，只需要到超市买炒过的核桃仁和黑芝麻，然后放入牛奶或是豆浆中一冲就可以了。对于那些偏好甜食的人，还可以放入一勺蜂蜜，既可以当作早点饮品，还可以当成下午茶。

核桃仁性味甘温，可以滋养肺肾两经，能补肾增精，益智健脑，黑芝麻味甘性平，归入大肠经、肝经、肾经，补肝肾、养精血；如果是加入牛奶或是蜂蜜，还可以起到滋阴润燥的作用。

还有一位患有轻度近视的患者，通过我推荐的按摩穴位和食疗方法，不仅治好了近视，便秘的毛病也有所改善。

眼睛是心灵的窗口，只有气血充盈，才能够给我们一个更好的视野，因此，希望摘掉眼镜的朋友和不希望戴眼镜的朋友，一定要养护气血，保护我们的视力。

肝火太盛，气血上冲

周六的下午，我刚刚吃完午饭，正准备午睡，突然有人敲门，原来是楼上的邻居唐大哥，儿子一手扶着他，而他用一块布捂着鼻子，说是鼻子流血了。

我赶紧把他们让到屋子里面，让他仰面躺在地毯上，看了一下舌头，舌苔黄而舌头红，脉象很细，这是肝火过旺的症状。据他儿子说，刚才和家里人争辩一件事，心里一激动，鼻子就流血了。知道是火气过旺引起的，但是却不知道怎么处理，只能用块布把鼻子捂住，到我这里寻求帮助。我也没有时间解释，赶快找了一块湿毛巾放在他的额头上，过了一会儿，鼻血就不流了。这时候发现唐大哥的脸色正常了很多，只是一阵的摇头叹息。

“叔叔，我爸这是什么原因啊？一会还会流血吗？”大哥的脸色渐渐地恢复了，但是一会又浮现了愁容。唐大哥说：“这两年生意很难做，我天天在外面苦心经营，就想多赚点钱，让家里人过得好点。可孩子他妈总是疑神疑鬼，每天都要和我吵一架。”我估计的不错，唐大哥又说：“我最近没有食欲，嘴里很苦，经常有头晕的感觉，胸口发闷，心情非常的烦躁。兄弟，你帮我看看，我是不是得了很重的病？”唐大哥是个自尊心非常强的人，轻易不会向别人倾诉自己的苦楚。这次说出自己的心里话，想来这两年没少受刺激。中医说“郁怒伤肝”，愤怒和郁闷都会伤害肝脏。而肝的主要功能是疏通排泄，肝脏受伤，就会导致脾的调节能力降低，悲者更悲，怒者更怒，长此以往，只会造成更严重的后果。唐大哥今年四十多了，身体的各项机能都处于下降的趋势，再加上事业的不顺心，难免气郁结在心中，不得解脱。今天突然流鼻血，表面上是因为吵架而引起的虚火上升，其实是因为肝脏出了问题。如果肝脏的功能是正常的，藏血的功能就很稳固，就不可能非常轻易地流出鼻血来。

要想彻底地让流鼻血的症状消失，最重要的就是清肝火，让肝脏的疏泄功能得以恢复。如果采用药物治疗的话，栀子清肝汤和龙胆泻肝汤都是不错的选择。但是，我一般尽量不采用药物治疗，因为身体有一定的调理功能，如果吃入药物，效果会更强，但是可能会对身体的其他功能造成损害，所以我给唐大哥推荐夏桑菊冲剂和对太冲穴的按摩。

太冲穴这个穴位最大的特点就是可以降肝火。夏桑菊冲剂是一种降火饮料，其中野菊花、桑叶、夏枯草三味药都有很强的明目清肝、散热疏风的功效，日常火气大，头晕眼痛的人可以经常喝。

唐大哥肝火太盛，所以我建议他增加剂量，一日三次，每次喝两包，坚持一个月的时间，再对太冲穴进行按摩，肝火就会下降。比起喝那些非常苦的中药，效果非常的明显，而且不会有副作用。

细心的人会发现这样一个细节，我最开始是用湿毛巾包住额头，其实这是一种很普通的急救方法，在流鼻血的时候最好让人迎面而躺，头部最好向后垂，然后用冰袋或是湿毛巾包住额头或是鼻翼两侧的迎香穴，可以及时地止住鼻血，以免流血过多。当然，这种方法比较适合急救，如果流鼻血的次数很多，最好到医院检查一下。因为除了肝火旺盛以外，还有很多的原因造成鼻出血，千万不能疏忽。

唐大哥的儿子将这些内容写在了笔记本上，看到这里唐大哥非常的感动。可惜，他脸上还是忧郁之气。其实，这一切都与心情密不可分。如果心里不能释怀，肝火还会上升，再好的药物也是于事无补。人生总会有不得意的时候，得意的时候不要过于张狂。低谷时也不要过于抑郁，只有保持平和的心态，肝火才不会上升，这样才能延续我们的幸福之路。

第二章
是什么，让你的肝脏伤痕累累

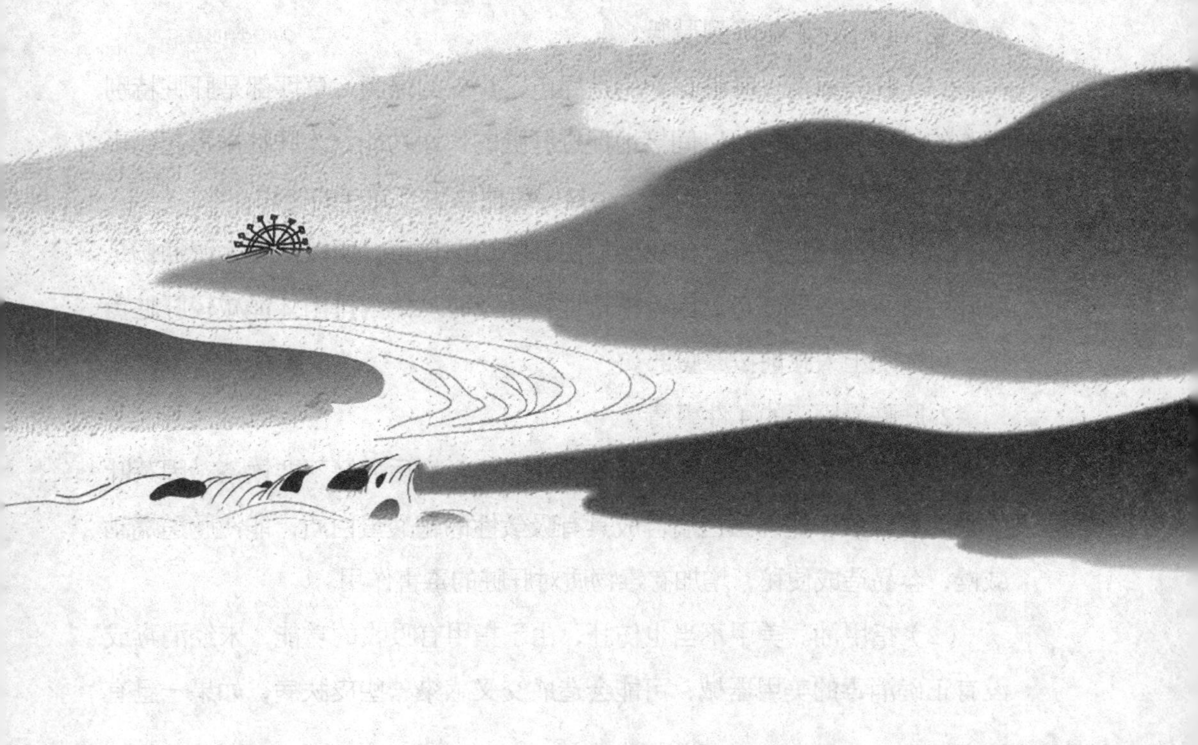

肝脏的四喜四恶

1. 肝脏最喜爱的 4 件事

（1）好情志。中医认为，肝主疏泄、调畅气机。而气机通畅，气血畅达又依赖于人的精神状态的舒畅开朗，故肝与情志活动关系尤为密切。中医讲的“肝喜调达”理论，就是说积极乐观、舒畅开朗的情绪是肝脏正常的前提。

（2）好睡眠。中医经脉理论认为，凌晨前后为“肝经”时间。我们的肝脏也需要在沉睡中得到休息，所以一定要让自已按时睡觉才能养肝、排毒。肝胆在晚上 11 点开始进行新陈代谢，这时进入梦乡能让肝脏进行自我修复，将不良影响降到最低。

（3）肝爱绿色。肝脏喜欢的是绿色，户外的绿荫、草坪都是肝脏特别喜欢的，多看看绿色可以间接地促进肝脏的代谢功能，为肝脏排毒起到事半功倍的效果，办公桌上的这一小盆绿色植物也有同样的作用。

（4）便通畅也护肝。便秘会迫使肝脏负担加重，所以保障大便通畅是为肝脏排毒的首要任务，因为把毒性物质及时从体内排出才能减轻肝脏负担，可在晚上入睡前按摩腹部。

2. 肝脏最厌恶的 4 件事情

（1）饭后茶。饭后，尤其是吃完油腻的食物后最好不要饮茶，因茶叶中含大量鞣酸，能与蛋白质合成具有吸敛性的靶酸蛋白质，能使肠道蠕动减慢，容易造成便秘，增加有毒物质对肝脏的毒害作用。

（2）指甲油。美甲不当也伤肝，由于指甲有吸收的功能，未经消毒或没有正确消毒的美甲器械，可能会造成交叉感染一些皮肤病，如果一旦有破损，还有可能染上肝炎等疾病。因此下次美甲最好自备一套美甲工具。

（3）酒精。酒精通过肝脏来分解，而在分解的同时，肝脏也中了它的毒。酒不但直接损害肝脏，也影响其他营养素的吸收利用，对肝脏的伤害就更加严重了。

（4）药片。任何药物的代谢途径都是要经过肝脏的，长期吃药的人，建议定期去检查肝功能。

思虑过度很伤肝

当我们的身体一旦受到精神刺激而造成的心情不畅、精神抑郁的时候，将会严重影响到肝脏功能的正常发挥。而肝脏又是通过调节气机来辅助脾胃消化运输饮食精微，肝气郁结就会造成气机不利，不思饮食。

记得我曾经接诊过一位病人，马上就到了退休的年龄却下岗了。而且自从下岗之后就开始心情郁闷，整天茶不思，饭不想。特别是在下岗之后的两年，更是什么都不想做，整天坐在家中发呆，而且还出现了心烦、没有胃口、胃胀、打嗝、睡眠不好、梦多等症状。并且看什么东西都觉得不顺眼，甚至连自己的老伴看了都觉得心烦，儿媳妇、儿子更不要说了。最后老大爷的儿女们只好搬出去了，但是此时他又开始难受了。家人在跟前，他觉得烦；家人不在跟前，他又觉得委屈，觉得自己老了，儿女们不管自己了。最后，老爷子去医院进行了检查，可是却没有发现什么问题。结果弄得老爷子的儿女们也不知道该怎么办了。

后来，老爷子的家里人找到了我，说他已经好几天没有吃饭了，让我赶紧给老爷子瞧瞧病。我通过了一番细致的了解，知道了他的大体的症状，又发现老爷子总是唉声叹气，我给他把了把脉，发现脉也细弱无力，最后我确诊老爷子是典型的自主神经功能紊乱。于是，我给他开了一些逍遥丸，还有一些调养的方药让其回家调理，而且还建议他最好能够做一些心理方面的调节性治疗。

后来，通过心理脱敏治疗，以及相应的药物治疗，终于在两三个月之后，病人开始慢慢好转了。我记得有一天，他还特意跑过来和我说，感觉现在头也不疼了，也能够很好地吃饭了，睡眠质量也好多了，心情也舒畅了，总而言之，病情已经在一定程度上出现了好转。

当然了，在实际诊断过程中，病情严重到像老爷子这种情况的并不多见。但是出现心情不好，思虑过度，不想吃饭，很多人都有过类似的经历。

《黄帝内经》中有“思伤脾”的说法，简单理解就是说一个人的精神心理活动与脏腑的功能存在很大的关系。

其实，不仅是思虑太过会影响食欲，就是不良的心理因素也会造成各种各样的身体疾病和精神疾病。中医上认为，月经不调、糖尿病、高血压、冠心病、心肌梗死、胃十二指肠溃疡等疾病都是与心理因素有关。因为人一旦出现了精神问题，那么就会导致人体的气血出现失衡，非常容易诱发疾病。《丹溪心法·六郁》曰：“气血冲和，万病不生，一有拂郁，诸病生焉。”因此，一定要保持良好的情绪。

我在这里为大家介绍四种缓解不良情绪的方法：

1. 学会放松

在现如今快节奏和竞争激烈的社会当中，人们的压力越来越大，也非常容易引起紧张、焦虑等情绪，从而导致胃内分泌酸干扰功能失调，造成食欲下降。因此，在平常必须要注意进行自我放松。我们每天可以通过冥想、瑜伽放松功等方式来放松自己。而且还应该有规律地生活、学习、工作，休息时间也要尽量保持始终统一。

在这里我再给大家介绍一种渐进式放松法：也就是把握好“紧张——

放松——更紧张——更放松——再紧张——完全放松”的这一原则，对自己的身体能够从头到脚进行放松。当然，在进行渐进式放松法的时候，最好能够寻找一个相对安静、没有骚扰的环境。

2. 吃饭时心情要愉快

在吃饭的时候，我们必须要保持愉快，有一个舒畅的心情，这样更容易促进食欲。如果是生气，或者是心情不好，或者是大怒、哭泣等情况下，最好不要进餐，更不要勉强进餐，在等到心情平复之后进餐，这样才不会伤害身体。

3. 保持幽默

幽默感对于不良情绪具有强烈的抵制作用，因此，在平常生活当中，我们应该多注意培养自己的幽默感。可以多看看幽默的笑话，多听听幽默的段子，多讲一些幽默的话，把原本过分认真的自己放松下来，能够用一种玩笑调侃的态度去处理严肃的事件。只有这样，我们才会活得轻松，活的自在。

4. 经常散步和晒太阳

当你感到焦躁不安的时候，可以选择出门去散步，呼吸新鲜空气，这样对我们的身体是非常有好处的，特别是能够让我们体会到愉悦感。

而且即使是进行短短几分钟的散步，就可以让我们的血液当中的复合胺浓度升高，从而达到平稳情绪，减少焦虑的效果。

房事无度很伤肝

其实，肝病在过去并不常见，但是由于现代人生活习惯、工作习惯等的不规律等易患肝病。现代人要顾家庭，在外还要拼命工作，而劳累就很容易伤肝。这里所说的劳累包括劳力、劳神、房劳。劳力过度，会耗上肝气；劳神过度，会暗耗阴精；房事过度，会耗损元气。

现在这个社会，竞争非常激烈，生活节奏日趋加快，疲劳感就会袭来，特别是脑力劳动为危害上班族健康的主要因素。由于长时间处在高强度的工作状态，过度劳累使得肝气偏弱。疲劳首先损伤的就是肝脏。一个人如果长期处在疲劳状态，身体的免疫力就会下降、生物钟紊乱、生活不规律、免疫功能失调等，这些皆为肝病的诱因。特别是有肝炎病毒感染史、慢性肝病患者，都应当提高警惕，千万不能疲劳过度，应当劳逸结合。

房事过度也会伤肝，主要是因为肝主筋，而生殖器官属筋，房事过度，筋就会出问题，势必会影响肝脏健康。此外，过度劳累，还会伤及手脚、腰背等关节、筋骨，使得筋功能受损，进而损伤肝脏。

尤其是肝硬化患者，睡前节欲是非常重要的。肝硬化早期应当尽量减少房事次数；肝硬化晚期要禁止同房。纵欲过度会伤肾，肾脏受伤会影响人体水液的正常代谢和排泄过程，引发水液停留。所以，会加重肝硬化患者的腹水的门脉高压，进而导致食管、目底静脉曲张，容易发生上消化道出血，这也是引发肝硬化患者死亡的重要诱因。

肝硬化的患者如果房事过度，性交的过程中会导致静脉压明显上升，容易诱发消化道静脉破裂，进而引发大出血。所以，性生活不洁有的时候会成为上消化道出血的主要诱因。

通过上面的介绍我们也能看出来，肝硬化患者房事过度，对于疾病的康复是不利的，还可能会导致消化道出血、肝昏迷等症，所以，肝硬化患者一定要注意节欲。尤其对于女性患者来说，因为晚期伴随着病态性欲亢进，更应当从思想上战胜自已，警戒性生活。

久视眼劳很伤肝

现代人一天到晚不是对着电脑就是对着手机，经常会出现眼睛干涩、视物模糊、浑身疲倦、情绪不稳、月经不调等。中医认为“久视伤肝”“肝开窍于目”，所以经常看电脑、看手机、看书的人肝脏很容易受伤。

我的一个朋友是个新闻编辑，连续七八年长时间对着电脑工作，要么就看稿件，最开始觉得自已挺幸福的，每天坐坐办公室，悠闲得很，但是现在却苦恼不已。他告诉我，自已现在一到下午两三点钟就开始眼睛发昏、模糊，总是想揉眼睛，而且每到下午的时候就开始两肋闷痛，唉声叹气，有时候甚至觉得恶心、想吐。

最开始他以为自已出现的这些症状没什么大不了的，很正常，但是现在症状越来越严重，这才过来找我，问我有没有什么方法帮他改善上述症状。

肝脏和眼睛之间的关系在前面已经提到，肝提供的血液和阴液能滋养眼睛，肝是明目之源泉，肝不好时受抑制，分泌的血液和阴津就会减少，使得眼睛得不到滋养，变得干涩。肝通目，所以用眼过度也会伤及肝脏，经常对着电脑，觉得看不清东西，就要注意保护自己的眼睛，同时也要调理一下自己的肝脏。现代人，特别是电脑一族，养眼就相当于在养肝，养肝有益于养眼。

我嘱咐他回去之后多注意闭目养神，对于眼睛和肝大的养护都是非常必要的，具体操作如下。

1. 确保睡眠的充足

现在“夜猫子”一族越来越多，但是建议大家还是摒弃这种不良的生活方式，每天晚上 10:00 以前上床睡觉，早上 6:00 起床，非常利于养神养眼。

2. 利用好上下班时间

上下班时多注意闭目养神。工作一小时闭上眼睛休息十几分钟；下班的时候坐公交车时，也要闭上眼睛休息几分钟。总之，只要有时间，就尽量闭目养神。如果可以配合内视、冥想呼吸更好。特别是路途比较远的朋友，需要坐上比较长时间的公交车，更不能错过这个养神的机会。长期坚持能振奋一天的精神，更利于工作。晚上睡觉时其实也相当于在闭目养神，能够让你迅速走出疲惫，恢复精力，提高工作效率，养目养肝。

做到上面这两条“闭目养神功”，配合吃绿色蔬菜、保持良好的情绪，即可有效改善眼部疲劳、护眼养眼，进而养护肝脏，肝脏好，人体健康才能有保障。

熬夜不睡很伤肝

临床医学证明，除去遗传、传染因素，大多数的肝脏疾病都与“熬”有关。现在很多人的肝病其实是“熬”出来的，一般熬了夜的人大多双目赤红，这是肝火上升的症状。长期如此，必然伤肝。

在中国传统文化中，古人将睡眠称为“眠食”。曾国藩有“养生之道，莫大于眠食”的名言。英国大剧作家莎士比亚将睡眠誉为“生命筵席”上的“滋补品”。世界卫生组织确定“睡得香”为健康的重要客观标志之一。研究表明，睡眠是人类自身对脑和整个神经系统的有效调节。在高质量睡眠状态下，体内会出现一系列有利于生理、生化的变化，起到祛病延年的作用。

《黄帝内经》中记载：“人卧血归于肝”，而在春季应“夜卧早起”。现代医学研究证实，睡眠时进入肝脏的血流量是站立时的 7 倍。流经肝脏血流量的增加，有利于增强肝细胞的功能，提高解毒能力，并加快蛋白质、氨基酸、糖、脂肪、维生素等营养物质的代谢，从而维持机体内环境的稳定，抵御春季多种传染病的侵袭。因此，每一个人都要注重科学睡眠。

23 时至次日 3 时，是肝脏活动能力最强的时段，也是肝脏最佳的排毒时期，如果肝脏功能得不到休息，会引起肝脏血流相对不足，已受损的肝细胞难以修复并加剧恶化。而肝脏是人体最大的代谢器官，肝脏受损足以损害全身。所以，不管有何种应酬，都应当尽量在 23 点之前进入深度睡眠，以免影响肝净化血的功能。

中医中提出过这样的睡眠机制：阴气盛则寐（入眠），阳气盛则寤

（醒来）。因此，夜晚要在子时前上床睡觉，子时进入最佳睡眠状态。《黄帝内经》之中有这样的睡眠理论：夜班子时为阴阳大会，水火交泰之际，称作“合阴”，为一天中阴气最重的时间，阴主静，因此，半夜的时候一定要处在深度睡眠状态。

如果条件允许，最好晚上 9:00 的时候就开始睡眠。虽然现代人大都喜欢夜生活，但身体健康是个耗费了就很难重生的东西，所以，为了身体健康，也应当及早入眠，如果实在为难，也应当在晚上 11:00 以前就寝。

有句俗话说得好：“睡觉治百病。”从中医养生的角度上说，睡眠是每位患者必须掌握、遵循的养生之道。

在人的整个生命过程中，约 1/3 的时间处在睡眠状态，由此可见，睡眠对于人的生命过程来说尤为重要。中国历代的养生学家都认为：睡食二者为养生之要务。睡眠对于平衡人体阴阳来说非常重要，那究竟如何睡觉才是合理的呢？即遵守“日出而作，日落而息”。四季的睡眠规律为：春夏季节晚睡早起；秋季早睡早起；冬季早睡晚起。这就是根据自然规律定下来的睡眠规律，也就是春生、夏长、秋收、冬藏，及太阳升落时间。

虽然通过睡觉来养肝是非常简单的事情，可对于现代人来说，尤其是经常参加各种应酬的人来说，午夜可能正在娱乐的兴头上，精神处在兴奋状态，根本睡不着或者不能睡。这样一来，肝脏就必须继续运转，输出能量，以维持人的正常思维、行动，使得新陈代谢不能完成，这样的做法非常伤肝。

有的人也许会说，不是我不想睡，而是躺在床上实在睡不着啊！针对这种失眠状态，教给大家几种简单的促进睡眠的方法。

1. 临睡前喝上一杯温牛奶，注意，喝过牛奶之后要喝半杯温开水，以免损伤牙齿。

2. 由于高血压而出现失眠或因怔忡不安而出现失眠的患者，可以取 50 克芭蕉根和 100 克瘦猪肉一同放入水中煎服，可催眠。

3. 临睡前吃个苹果，或者在床头放些杧果、香蕉等香味浓郁的水果，能够镇静中枢神经，促进睡眠。

4. 心虚、多汗、失眠的人，可以取一颗猪心切开，之后装入党参、当归，放入锅中蒸熟，取出中药，食用猪心，喝汤，效果是非常好的。

5. 经常失眠的人，可以取适量莲子、龙眼、百合、粟米熬粥，能够帮助人迅速入眠。

6. 取一勺食醋，倒进一杯冷开水中，饮用之后就能够促进睡眠。

服药不当很伤肝

常言道，是药三分毒。在隐源性肝炎中，一半是药物性肝炎，而临床上 15% 左右的药物性肝炎是由不合理用药导致的。在《本草纲目》中，有三分之一的中草药被列为下品药，这些药物有毒性，主要用于强力纠偏，使病人重归阴阳调和，需要见好就收，不可久服。

肝脏就像一块充满血液的嫩豆腐。作为人体进行药物转化的主要器官，肝脏常常会受到药物的伤害，是药物性损伤的“重灾区”。而除了一些抗结核药物、化疗药物等伤肝主要“凶手”外，不少中草药也与伤肝脱不了干系，并且由于人们普遍认识存在误区，其潜在危害也更大。

有数据显示，长期或超量服用姜半夏、蒲黄、桑寄生等，可导致一般性肝损害，出现肝区不适、疼痛、肝功能异常。如果超量服用黄药子、雷公藤煎剂，可致中毒性肝炎。长期用大黄或静脉滴注四季青注射液，会干扰胆红素代谢途径，如导致黄疸。

生活中，常见损害肝脏的中药主要有：薄荷、番泻叶、何首乌、千里光、望江南等。小柴胡汤、六神丸、牛黄解毒片等中成药也可引起肝损害。治疗类风湿性关节炎、牛皮癣、骨质增生、白癜风、乳腺增生、肥胖、银屑病等疾病的中药运用尤其需要重视。

不过，大家也不必因噎废食，过分恐慌。肝脏功能正常的普通人，若通过医生的辩证配伍，中药按常规剂量使用，一般不会有问题。但鉴于慢性病患者，需要长期、大量服药的人群，以及孕妇、儿童、老人、本身就有肝脏病变的人，都是药物性肝损伤的高危人群，在用药时要格外注意。

此外，我们日常服用的很多西药，对肝脏也有一定的损害作用，需要引起注意。譬如如下药物。

解热镇痛药：此类药物如阿司匹林、对乙酰氨基酚、布洛芬、消炎痛、保泰松等均会引起中毒性肝损害。若每日使用阿司匹林超过 5 克或每日使用对乙酰氨基酚超过 2 克，都易引起急性肝损害。

抗生素：此类药物如大环内酯类药物、磺胺类药物、氯霉素、苯唑青霉素、制霉菌素、氯林可霉素、四环素、酮康唑、无味红霉素等均可引起明显的肝损害。在使用苯唑青霉素时若用量过大，用药 5 天即可发生中毒性肝炎。

治疗消化系统疾病的药物：此类药物如西咪替丁、雷尼替丁与门冬酰胺酶等均会引起中毒性肝损害。

治疗心血管病的药物：此类药物如甲基多巴、奎尼丁、胺碘酮、非诺贝特、洛伐他汀等均会引起肝损害。其中，甲基多巴可损害用药者的肝细胞和胆小管。少数患者在使用甲基多巴 1 ~ 3 周后可出现黄疸和转氨酶升高，甚至会发生肝脏的肉芽肿样增生、肝硬化和肝坏死。

降糖药：此类药物如达美康、优降糖、糖适平、降糖灵等均可损害肝脏。

性激素类药物及避孕药：此类药物如甲睾酮等雄性激素及甲地孕酮、炔雌醇、炔诺酮等口服避孕药均可引起黄疸等肝损害症状。

抗肿瘤药：此类药物如硫唑嘌呤、甲氨蝶呤、5- 氟尿嘧啶、6- 巯基嘌呤、丝裂霉素、环磷酰胺等均可损害肝脏。其中，硫唑嘌呤使用药者出现黄疸的概率可达到 20% ~ 40%；甲氨蝶呤可使用药者发生肝硬化；而丝裂霉素可使用药者出现中重度的肝损害。

抗精神病药：此类药物如氯丙嗪、三氟拉嗪等均可损害肝脏。在使用氯丙嗪的病人中会有 1% ~ 4% 的人在 1 ~ 4 周内发生肝内胆汁淤积，有的甚至会因此而发生肝功能衰竭而死亡。

抗癫痫药：此类药物如苯妥英钠和丙戊酸钠等均可损害肝脏。

抗结核药：此类药物如异烟肼和利福平等均可损害肝脏。对异烟肼过敏者在使用该药 1 ~ 2 个月后就会出现严重的肝炎，甚至会发生肝坏死。若把异烟肼与利福平联合起来使用，更会大大增加这类药物的肝毒性。

怒火太旺很伤肝

生活中，我们常常会说这样一句话："气死我了，气得肝疼！"其实，发怒的时候，正是肝起到了主导作用。

《黄帝内经》中有一个形象的比喻："肝者，将军之官也，谋略出焉。"古人为什么不把肝脏比喻成一个文官呢？肝主疏泄，具有疏通、条达、升发、畅泄等功能。它就像一个将军，将军是武官，力量强、火气足，喜欢骑着马在宽广的场所驰骋。碰到不通的地方，他就杀出一条血路。肝也是一样，它的疏泄、升发功能就像竹笋破土生发一样，连"石头"都能顶翻。这就是"发怒源于肝"的道理。因此，肝气顺畅时，我们才能很好地协调自身的精神和情志活动。

那为什么生活中有的人爱生闷气，有的人却脾气火爆呢？如果肝气疏泄太过，人就会表现得情绪亢奋、精神旺盛，容易大发脾气，伴烦躁、头晕、头痛、失眠。相反，肝气如果没有得到及时的疏泄，人就会表现为精神抑郁、多愁善虑、胸肋胀闷，还会经常莫名其妙地叹气。这两种情况，中医称之为“肝火旺”和“郁怒”，二者都极易伤肝，引起肝病或在肝病过程中使病情加重。

中医经典《黄帝内经》有句原文：“大怒则形气绝，而血菀于上，使人薄厥”，意思就是：大怒伤肝，导致肝气上逆，血随气升，气血郁（菀）于头部而致昏厥，甚至暴亡。用现代医学来解释的话，如果一个人本身患有高血压、心脑血管疾病。生气等因素诱发，使血压飙高，就有可能导致脑血管破裂出血（脑出血）或者心脏病发作。从而导致猝死的发生。

而郁怒者多性格内向，不喜表达。长期的委屈、郁怒等久积不泄，郁积于肝。中医称之为“肝气郁结”。

我有个朋友，是个事业女强人，在公司里，是个众人称赞的领导，直到朋友 35 岁时，遇到了自已心仪的对象，结婚之后，朋友搬到老公的家中与婆婆同住，可自从结婚之后，朋友却患上了偏头痛，怎么治都治不好。去医院检查，有的医生说她患的是血管性头痛，有的医生说是神经性疼痛，有的医生说是由于颈椎问题出现的不适，有的医生认为可能为心脏供血不足所致。最后，她做了个核磁共振，显示脑袋里什么问题都没有。

后来朋友终于找到了偏头痛的病因，自从和婆婆住在一起后，她发现婆婆非常强势，一旦她做什么事让婆婆不满意，婆婆就会唠叨她。很长一段时间，朋友一回家看到婆婆就会有些不舒服，头部隐隐作痛，到了夜间就睡不着，时间一久，头痛就常犯。

朋友出现的这种状况让我联想起中医理论中提到的“怒伤肝”，肝脏中储藏着大量气血，怒则气上，生气会使人体肝脏储存的气血迅速从肝脏中出来，使得肝脏储备的气血流失。虽然流失很容易，但是要再储存可就难了。若一个人容易生气，而且常常生气，时间一久，自然会导致肝功能受损，尤其对于肝病患者来说，其伤害是非常可怕的，若肝病患者气血不足，会在很大程度上诱发肝硬化。

生气除了会损害肝脏，还有以下几种害处。

1. 伤胃

气愤的时候，不思饮食，时间一久，胃肠消化功能就会紊乱。研究发现，爱生气的人罹患癌症的概率大幅度提升，不过医生还没有弄清怒气和癌症之间的关系。

2. 伤肾

经常生气的人，肾气会不畅，容易出现闭尿、尿失禁等。

3. 伤肺

人在生气的时候呼吸会变得急促，会诱发气逆、肺胀、气喘咳嗽、危害肺部健康。

4. 伤心

气愤的时候心跳会加速，出现心慌、胸闷等异常，甚至会诱发心绞痛、心肌梗死。

5. 伤肤

经常生闷气，面色会变得憔悴、双目浮肿、皱纹丛生。

6. 伤内分泌

生闷气会诱发甲状腺功能亢进。

7. 伤脑

一个人发怒时，气会向上冲，血会向上涌，会引发一系列不良后果，如脑出血。

8. 伤神

生气的时候会因为无法平静而难以入睡，进而导致精神恍惚，无精打采。

我们都知道，女人爱哭、爱生气，但为什么普遍要比男人长寿呢？这主要是因为“怒则气上”，暴怒容易激发肝气，使之郁勃上冲，引起气血奔迫于上。这时候，气要发泄出来，怎么办呢？哭！女人一哭，肝气就疏散出去了，情绪自然就稳定了。

所以，当女人生气时，想哭就让她哭吧，家人不用去劝。她哭出来了，心情好了不说，也有益于健康。

而中国有句老话：“男儿有泪不轻弹。”这不知坑害了多少男儿。其实，男人如果爱抹泪，这并不说明他就软弱、没出息。有首红遍全国的歌就唱到“男人哭吧不是罪”！从养生角度来讲，哭出来才是健康的养生之道。

当然，大部分男人是不愿意抹眼泪的，那怎么办呢？满腹怒气总要发泄出来。所以，没人跟您吵的时候，就一个人把自己关在屋子里吼几声、骂几句都可以，总之，一定要把肝气疏散出去。

下面，再给大家介绍几种疏肝解郁的食疗方。

1. 佛香梨

配方：佛手 5 克，制香附 5 克，梨 2 个。

制法：将佛手、香附研末备用；梨去皮，切开剜空，各放入一半药末，合住放碗内，上锅蒸 10 分钟，即可用。

功效：疏肝和胃。

2. 葱煮柚皮

配方：新鲜柚子皮 1 个，葱 2 根，花生油、盐适量。

制法：取新鲜柚子皮放炭火上，将柚子皮外层黄棕色表层烧焦刮去，放清水中浸泡 1 日，使其苦味析出，然后切块加水煮，将熟时把葱切碎加入油盐调味。每日 2 次饮服。

功效：解郁下气化痰。

3. 茉莉花糖水

配方：茉莉花 3 ～ 5 克，白砂糖适量。

制法：茉莉花、白砂糖加清水750毫升，煎至500毫升，去渣饮用。或茉莉花以沸水冲泡加适量白糖频频饮用。每日1次，代茶饮。

功效：理气舒肝解郁。

饮酒无度很伤肝

最近，外媒评选出的“世界上最爱喝酒的国家”，中国“不负众望”冲出重围，跻身亚军，仅屈居英国之后，排在俄罗斯之前。在外国人看来，中国人爱喝白酒，醉了就喝醒酒汤。可是，酒国的名声却说明国人因喝酒带来的健康问题不会少。

朋友所在的医院曾经接诊过一位发生急性心衰的病人，他当时就在一次酒宴觥筹交错时，突然气喘，呼吸困难，被送到医院急救。后来被确诊为酒精性心肌病（即心肌肥大）并且发生心衰了。医生一了解病情，才得知这位病人只有48岁，他自从负责公司接待工作后，每天应酬喝酒，一天一斤多白酒，一喝就是十几年，5年前就得了脂肪肝。这一次发生急性心衰也正是十多年喝酒惹的祸。酗酒为什么会导致心肌肥大，这主要是因为酒精中毒会引起心肌细胞变性，从而引发心肌坏死，细胞凋亡，心肌逐步纤维化，为了泵更多的血，心脏不得不“加班”，导致心肌肥大。

此外，暴饮、酗酒，还很容易被酒精性肝病缠身。乙醇代谢的延伸物可引起肝细胞的炎性反应，导致酒精性肝病。若黏膜屏障受损，酒精更易进入血液，饮酒半小时至两小时就达到峰值，对肝脏的损害快而大，久而久之有酒精性肝炎或酒精性脂肪肝，继续发展则可能变成酒精性肝硬化，此时肝损伤不可逆。

中华医学会肝病学分会《酒精性肝病诊疗指南》（2010 年版）中指出，男性摄入酒精量≥ 40g/ 天【酒精量（g）= 饮酒量（ml）× 酒精度（%）×0.8】，女性≥ 20g/ 天，5 年就可出现酒精性肝病；无论男女摄入酒精量≥ 80g/ 天，两个月就可出现酒精性肝病。可见，女性比男性更敏感，更小的剂量，更短的饮酒期限会出现更严重的酒精性肝病。除此之外，有的人没有这样的饮酒频率和饮酒量就会有酒精性肝病，有的人超量也不一定有问题，这和性别、遗传易感性等个体差异有关。有的人基因就决定了他对酒精敏感，不喝多少都可能出现酒精性肝病；有的人本来就有其他肝病如乙肝等，已有肝损害，就更容易发生酒精性肝病；还有的人有代谢紊乱的问题，如有糖尿病、高脂血症等，也容易得酒精性肝病；营养差的人也更容易因喝酒而得酒精性肝病。

所以建议大家，一个成年男人一天饮用酒的酒精量不超过 25 克，相当于啤酒 750 毫升或葡萄酒 250 毫升，或 38 度白酒 75 克或高度白酒 50 克；成年女性一天饮用酒的酒精量不超过 15 克，相当于啤酒 450 毫升或葡萄酒 150 毫升，或 38 度白酒 50 克。即使是酒量大，喝一斤也不上头，但是酒精的损害已经存在，所以从保护心脏的角度出发，我们应自觉限量饮酒。

以下，是由中华医学会编撰的我国第一部《饮酒指南》建议：

1. 控制每天饮酒不超过 15 克酒精。

2. 不要空腹喝酒。

3. 非饮不可在晚餐时饮。按生物钟来说，人体内的各种酶一般在下午活性较高，因此在晚餐时适量饮酒对身体损伤较小。

4. 少量慢饮比较适宜。

5. 不要有边饮酒边吸烟、酒和茶混着喝、混酒喝的习惯，会加重身体损害。

6. 饮酒前吃些食物，或在喝酒同时摄入豆类、蛋类、牛奶等富含蛋白质的食物及油腻食物，也可补充维生素 A 和 B 族，能起到延缓酒精的吸收、保护胃黏膜和肝脏的作用。

7. 精神状态不好时少喝或不喝。身体条件、精神状况良好时，人对酒精的分解能力相对较强。

8. 女性更要少喝酒。女性比男性更易受到酒精的影响，故应少喝。

9. 病人、服药时应禁酒或限酒。患病时应当禁酒或遵医嘱，以免加重病情或增加新的疾病。

10. 肝病、肝损伤者别挑战喝酒，最好戒酒。

11. 有消化性溃疡或胃病者不要喝烈酒，也不要空腹喝酒。

久坐久行很伤肝

在到我这里看病的肝病患者中，很多人都是长期使用电脑的。

有一位张小姐，除了上班，其余时间，都在电脑前度过，不是聊天，就是看最新电视连续剧。一年前，28 岁的她患上了乙型肝炎，至今仍在吃药治疗。

上周三，她感到食欲变差，失眠的她经朋友介绍来到了我这里，结果发现乙肝病毒指标升高。我知道了她长期使用电脑的情况后，一再提醒她，今后要少玩电脑，坐一段时间后，要起来活动活动。她依言去做，一段时间以后，感觉果然好多了。

正所谓“久视伤肝，久坐伤骨。”有过肝炎病史和乙肝病毒携带者，久坐电脑前，会诱发肝病复发。因此，电脑一族一定要注意养肝护肝。按人的生理规律，每天最好在 23 时之前入睡，多吃绿色的食物，保持良好的情绪，不要长时间的在电视、电脑前工作。

“久行伤筋”，这也是“五劳七伤”之一，从字面意义很好理解，走路走多了，肌肉、骨骼、关节，包括筋都会受到损害，筋又连着关节和肌肉，受损伤就更加严重了。那么为什么说久行会伤肝呢？其实这还与肝藏血有关。行走是需要消耗气血的，长时间地行走，气血消耗得就比较多，而肝藏血，所以肝会有所损伤。再者，肝主筋，也就是说人全身的筋膜有赖于肝血的滋养，肝血充盈，筋力才能都强健。如果久行的话，就会耗损肝血，反过来也伤筋，这与久视伤肝的道理是一样的。

很多老年人喜欢步行锻炼身体，其实老年人本来就气血不足，筋的功能不如年轻人，肝脏也不如年轻人强壮，如果长时间步行肯定是要伤筋伤肝的。而年轻人喜欢出去游玩、逛街，对于稍微上了一点儿年纪的人，逛了一天街就会感觉大腿筋疼。其实这也是久行伤筋的表现。所以，对于久行伤筋伤肝，我们的原则就是尽量避免久行，如果避免不了，那么要做适当的休息。

《黄帝内经》中指出“春夏秋冬，四时阴阳，生病起于过用，此为常也。”没错，人体有很多病都是因为“过用”引起的，例如五味过用会致病，情志过用会致病等，所以生活中，我们不仅仅要注意“久视伤血”和“久行伤筋”，保护肝脏，其他方面也要注意，做什么都别超过了度，别违反事物固有的正常规律。这样才能享受事物积极的一面，为我所用，享受健康。

劳累非常很伤肝

我们在临床上常见这种情况，头天晚上通宵达旦忙的人，检查肝功能时转氨酶往往会不同程度地升高。什么原因呢？是因为过劳损伤肝细胞的缘故。

古人认为“肝主筋”，为罢极之本。人在卧床休息时，肝血流明显增加，有利于肝脏的新陈代谢或受损肝组织的修复。

过度疲劳，会使肝脏缺氧、缺血的情况加重，容易使原来已经受损的肝细胞因缺血、缺氧而坏死；另外，在疲劳状态下，人体的免疫功能会明显下降，乙肝病毒就会乘虚而入，迅速繁殖，使病情加重。

临床上还会发现，许多乙肝病毒携带者的发病也与过度疲劳有关。感染了乙肝病毒，自己往往不知道，病毒长期在体内处于潜伏状态，直到遇到合适的机会就会发作，所谓合适的机会，往往是患者处于高度疲劳、酗酒过度或伤风感冒等导致免疫功能下降的情况下。

看过《超级女声》《快乐男声》《越策越开心》《超级歌友会》的人都不会忘了一个人，那就是机智幽默的汪涵。作为湖南卫视的当家主持人，除了上述的固定节目外，他还要经常主持各种大型晚会，工作的强度和密度都很大。喜欢看汪涵节目的人，最近一个月会很遗憾，因为 8 月初，有媒体曝出“汪涵积劳成疾得了肝病，两周瘦了 12 斤”的消息，其经纪人也证实了这一说法，汪涵已经因病休假。据汪涵的好友透露：“汪涵的肝病早几年就有，只不过近两年工作实在是太忙了，这病就是累的。”

劳累、生活不规律都会使肝病患者的疾病加重或复发，劳累本身虽不是肝病的病因，但它是肝病的诱因。

当今社会，激烈的竞争使生活节奏加快，疲劳越是接踵而至，尤其是脑力疲劳尤甚。人长期在疲劳状态下，免疫力下降、免疫调控失调、生活习惯不规律等都是诱发肝病的原因。

研究证明，过度劳累会降低人体的抵抗力，使人体更容易患各种疾病，包括各种肝炎病毒；而长期熬夜则会令肝脏功能紊乱。所以爱护肝脏必须注意休息与睡眠，成年人正常睡眠时间应为 6-8 小时，在睡眠期间包括肝细胞在内的所有细胞开始自我修复，静卧可增加肝脏 40% 的血流量，使肝脏得到更多的血液、氧气及营养的供给，有利于肝细胞修复和再生，从而让肝脏更健康。

在这里特别强调一下，尤其是有肝炎病毒感染史，及患有慢性肝病的人，特别要注意，千万不能劳累。

饮食不当很伤肝

对于肝脏来说，很多食物有助于肝细胞功能的修复，但也有些食物可能是肝脏的敌人，不仅不利于肝脏的健康，而且还会损害肝脏功能，不宜多吃。

1. 甜食

甜食是披着甜蜜外衣的杀手。巧克力、糖及各种甜食，一日之内不宜多吃，吃得过多会使胃肠道的酶分泌过多发生障碍，影响食欲；糖容易发酵，能加重胃肠胀气，并容易转为脂肪，加速肝脏对脂肪的储存，促进脂肪肝的发生。

2. 含防腐剂的食物

各种便利食品如方便面、香肠、罐头等食品都可能加有防腐剂与食品色素等，经常食用会增加肝脏代谢和解毒功能的负担，尤其对于肝脏解毒能力较差的患者来说则会带来不利影响。

3. 霉变食物

据研究发现，发霉的食物如花生、大豆、玉米等食物发霉后会产生一种致癌物质——黄曲霉毒素，对肝脏有极强的肝毒性，且容易导致肝细胞受损、变性甚至坏死，继而可能会导致或诱发肝癌的发生，因此对机体、对肝脏都是极为不利的食物。

4. 葵花籽

其含有不饱和脂肪酸，过多食用会消耗体内大量的胆碱，易导致脂肪在肝内的储存，进而影响肝细胞的功能对肝脏不利。

5. 腌制食品

腌制食品是高盐的危险品。各种腌腊食品盐分太高，正常人都应该少吃，肝脏有毛病的人更应远离，吃多了会影响水钠代谢，尤其对于失代偿期的肝硬化患者则应绝对禁止摄入。

6. 辛辣、刺激食物

辛辣、刺激食物可刺激胃黏膜，使胃酸分泌增加，从而加重肝脏负担，特别肝炎患者食用后会加重肝脏负担，诱发消化道出血。

7. 烟熏、烘烤食物

研究发现烟熏、烘烤后的食物，含有具有致癌作用的物质——苯并芘，这种有毒物质进入体内后，需要肝脏的超负荷运转进行解毒。所以，大家应少食烟薰、烘烤食物。

8. 大蒜

肝病患者不宜吃蒜。大蒜的某些成分对胃、肠还有刺激作用，可抑制肠道消化液的分泌，影响食物消化，从而加重肝炎病人的恶心等诸多症状。另外，大蒜的挥发性成分可使血液中的红细胞和血红蛋白等降低，并有可能引起贫血，不利于肝炎的治疗。

9. 高脂肪食物

大量食用高脂肪食物，不但会加重肝脏负担，而且还会导致血脂（胆固醇和甘油三酯）升高，从而诱发脂肪肝，所以大家应尽量少食高脂肪食物，如肥肉、动物内脏（肝、脑、肠等）。

以上是简单罗列的一些在日常生活饮食中对肝脏不利的食物，可以说在饮食上有所注意、并养成好的饮食、生活习惯，对肝脏亦是一种养生与保护。

第三章
自己做体检，肝病早发现

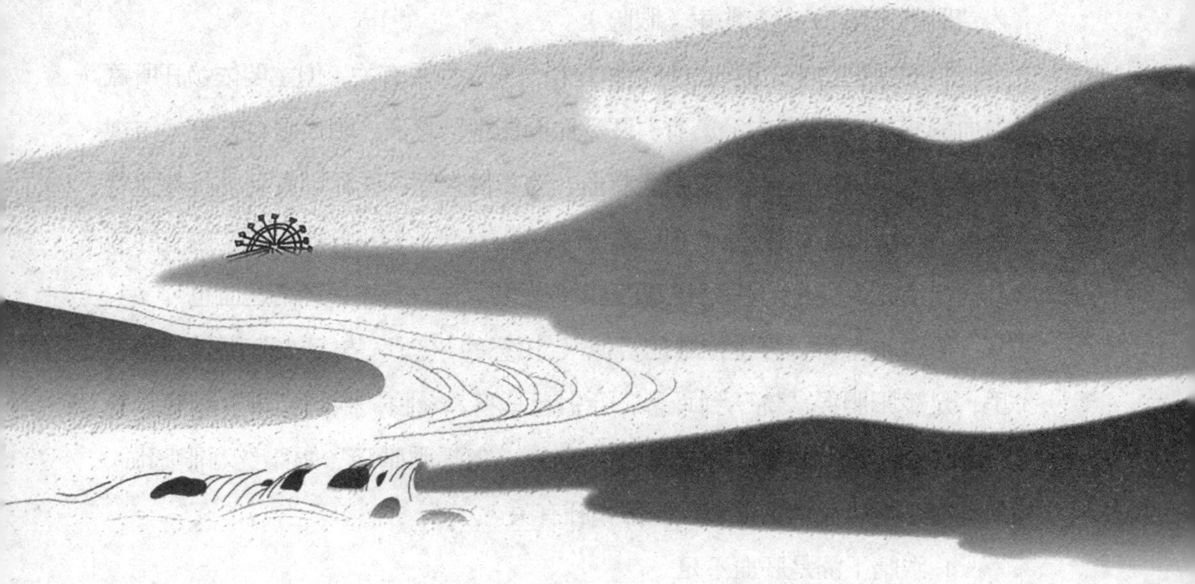

眼睛不正常，可能肝也不正常

眼与脏腑有着广泛的生理联系，早在《黄帝内经》就有专论："五脏六腑之精气，皆上注于目而为之精，精之窠为眼，骨之精为瞳子，筋之精为黑眼，血之精为络，气之精为白眼，肌肉之精为约束"。意为：五脏六腑的精华物质，均为向上濡养眼睛，而使其能精明视物。脏腑精华所聚之眼，其中，肾精（肾主骨，故为"骨之精"）充养瞳孔，肝精（肝主筋，故为"筋之精"）充养黑眼，心精（心主血，故为"血之精"）充养内外眦血络，肺精（肺主气，故为"气之精"）充养白眼，脾精（脾主肌肉，故为"肌肉之精"）充养约束（眼睑）。

眼的视觉功能，虽与五脏六腑之精气充养目系有关，但主要依赖肝所藏之血的濡养。《黄帝内经》有"肝受血而能视"之说。明代眼科专著《审视瑶函》更明确地指出："夫目之有血，为养目之源，充和则有生发长养之功而目不病。少有亏滞，目病生矣。五脏六腑精华，皆从肝胆发源，内有脉道孔窍，上通于目为光明。肝气升运目，轻清之血，乃滋目经络之血也"。

中医也有讲，肝主惊吓的"惊"、愤怒的"怒"，与足少阳胆经互为表里，足少阳胆经"烧"到耳朵，会引起耳鸣、晕眩，眼睛会干、刺痛、长出眼屎。也因为如此，很多眼睛的病变，包括眼睛痒、眼睛红、眼睛肿、眼睛痛、见风流泪，眼睛干涩都和肝有关。

1. 眼睛干涩是肝血不足

随着社会竞争的加剧，人们对眼睛的使用强度和密度也越来越大，发生视疲劳的人越来越多。视疲劳是指由于持续近距离视物之后出现的视蒙、眼胀、眼部干涩、灼痛、眼及眼眶酸痛等症状以及头痛、恶心、乏力等周身不适。如果你经常对着电脑或书本，过度用眼会消耗肝血，导致肝血不足。

临床表现为：两眼干涩，视物昏暗，眩晕耳鸣，面白无华，爪甲不荣，四肢麻痹，肌肉震颤，关节拘急不利，夜寐多梦；妇女经少或经闭。舌淡，脉弦细。

症状治疗

（1）以脏补脏法。鸡肝味甘而温，补血养肝，为食补养肝之佳品，较其他动物肝脏补肝的作用更强，且可温胃。具体用法是：取新鲜鸡肝 3 只，大米 100 克，同煮为粥服食。可治中老年人肝血不足，饮食不佳，眼睛干涩或流泪。此外，老年人肢体麻木者，也可用鸡肝 5 只，天麻 20 克，两味同蒸服，每日一次，服用半月，便可见效。

（2）以味补肝法。首选食醋。醋味酸而入肝，具有平肝散瘀，解毒抑菌等作用。每日以食醋 40 毫升，加红糖适量，加温水冲淡后饮服，补肝血作用极佳。

（3）补肝血、食鸭血。鸭血性平，营养丰富，肝主藏血，以血补血是中医常用的治疗方法。取鸭血 100 克，鲫鱼 100 克，白米 100 克同煮粥服食，可养肝血，辅治贫血，同时这也是肝癌患者的保肝佳肴之一。

2. 眼红有血丝、视力模糊是肝火旺的表现

肝火旺盛主要由生活不规律、不良情绪积郁，或者烟酒过度导致。肝经循行于头、耳、胸胁，所以出现头昏头胀，两耳轰鸣、胸胁胀痛，同时中医有“肝主目”的说法，因此肝火旺盛还常常出现眼部症状，如：眼红、眼干、眼部分泌物多等。另外，“肝火大”还会引起口干舌燥、口苦、口臭、睡眠时翻来覆去、易醒、身体闷热等。

症状治疗

（1）清暑茶。取茵陈、香薷 3 钱、车钱草、半边莲各 3 钱。水煎后取

汁，加红糖溶解、保温代茶频服。主治：口干舌燥、头昏热、小便短黄、身体烦闷。

（2）炒决明子。决明子 10 克，大米 60 克，冰糖少许。先将决明子炒至微香，取出待冷却后熬汁。然后用其汁和大米同煮，成粥后加入冰糖，沸后即可食用。此粥清肝，明目，通便。对于目赤红肿，怕光多泪，高血压，高血脂，习惯性便秘等症，效果极为明显。

3. 巩膜发黄是肝炎表现

在临床医学上，“巩膜发黄”就是诊断肝脏疾病的重要依据，甲型肝炎、急性乙型肝炎几乎都会存在不同程度的“巩膜黄染”。如果出现角膜色素环，这是肝豆状核变性患者的主要特征。据统计，此病的遗传性发生率可占此病患者的 90%。用肉眼可见环绕角膜、边缘宽约 2~3 毫米的黄绿色、蓝绿色或棕黄色环状带。

巩膜黄染亦多见于胆道阻塞、肝细胞损害或溶血性疾病，由于血液中胆红素升高，致使皮肤黏膜变黄，早期或轻微时见于巩膜，较明显时才见于皮肤。黄疸是指高胆红素血症，临床表现即血中胆红素增高而使巩膜、皮肤、黏膜以及其他组织和体液出现黄染。当血清胆红素浓度为 17.1 ~ 34.2μmol/L（1 ~ 2mg/dL）时，而肉眼看不出黄疸者称隐性黄疸。如血清胆红素浓度高于 34.2μmol/L（2mg/dL）时则为显性黄疸。

这类患者应注意饮食有节，勿嗜酒，勿进食不洁之品及恣食辛热肥甘之物。平时应注意休息，保持心情舒畅，饮食宜清淡。本病一旦发现，应立即隔离治疗，并对其食具、用具加以清毒，将其排泄物深埋或用漂白粉消毒。经治疗黄疸消退后，不宜马上停药，应根据病情继续治疗，以免复发。

当眼睛出现上述症状时，在日常生活中，建议大家做好养护和调节。

1. 调畅情志

人的精神情志活动，除由心神主宰外，还与肝的疏泄功能密切相关。

如怒伤肝，肝火旺必致肝阳上亢，出现双目红赤，头晕眼花，思伤脾，肝气郁必致血脉瘀滞，气血不能上荣于目，出现两目昏花，失眠健忘。

2. 保证充足的睡眠

睡眠可以使双目得到充分的休息，尤其是夜间的子时和丑时（23:00—3:00），是胆经和肝经当令的时辰。此时间人体不能静卧休息，回肝血量不足，不能制约肝之阳气的升腾，肝阳上亢，肝火上升，就会出现目赤、头痛、头晕眼花等不适。

3. 坚持做眼睛保健操

眼睛保健操简便易行，是很好的科学保护眼睛的方法，它是根据中医学的经络穴位学说以及针灸、按摩原理，结合医疗体育方法创立而成的。通过按摩眼部周围的穴位和皮肤、肌肉，能够疏通经络气血，增强眼部循环，松弛眼内肌肉，改善神经营养，解除眼轮匝肌、睫状肌的痉挛，消除眼睛疲劳，提高视力。现代人用眼过度，一定要坚持做。

肤发黄，脸色暗，怕是肝病来犯

俗话说，“天黄有雨，人黄有病”，即天空、空气发黄预示着天要下雨，人的肤色发黄预示着健康出现问题。

一般情况下，正常人的面色应该是微黄，略带红润，稍有光泽。中医学认为，颜面皮肤黄色鲜明属于湿热；黄色晦暗多属于寒湿；面色萎黄，多为心脾虚弱、营血不足；面黄浮肿为脾虚有湿。还有一种可能是面部皮肤及手脚掌呈现明显的黄色，多出现在秋冬季，原因很可能是进食大量的南瓜、胡萝卜，导致体内胡萝卜素异常增高。如果全身都发黄，则可能是肝脏出了问题。

临床医学表明，病理性脸色发黄的原因有：肝炎、肝硬化、脂肪肝、胆囊炎、胆结石等，凡是可能引起黄疸的疾病都可引起脸色发黄。黄疸不但会引起皮肤脸色发黄，巩膜和小便也会发黄。一般黄疸越深，病情越重，严重的黄疸甚至会危及生命。与太阳晒黑的皮肤不同，肝病患者的面部暗淡而无光泽度；另外严重的黑眼圈都是慢性肝病患者早期症状，其中大多数为慢性乙肝。

当然，引起面色发黄的原因有很多种，不一定就是肝病引起的，所以不必过分担心。一般以下这些因素都会导致面色发黄的情况。

1. 药物可导致面色发黄

如果一个人近期或长期服用带有黄色素的药物如阿的平、呋喃类等药物，其可导致皮肤颜色发黄，但多在停药后可恢复正常。所以发现自己面色发黄时要排除是不是这个因素引起的。

2. 饮食可导致面色发黄

近期过多食用某些含有胡萝卜素较多的食物，如胡萝卜、橘子汁、南瓜、甘蓝菜、杧果等瓜果蔬菜也会引起面色发黄。主要是由于肝脏不能及时分解、代谢掉血中胡萝卜素，而易发生胡萝卜素蓄积现象引起胡萝卜素血症，进而导致皮肤及面色变黄，尤以手掌、足底最为明显，但其巩膜不黄。

3. 情志不畅引起面色发黄

一个长期心情紧张、抑郁、烦闷的人，因食欲欠佳致使营养不良、贫血等针状，久之也可导致机体代谢功能下降、精神萎靡、形体消瘦、面色干黄等，从而也会出现程度不等的皮肤发黄症状。

事实上，面色发黄不一定就是肝病。但在出现面色发黄时不能轻视，要及时找出原因，以免贻误病情。

如果不是疾病导致的脸色发黄，我们可以进行饮食、生活调理，以改善面色。比如服用一些补气血的药物食物。如西洋参、党参可以切成小片沏茶饮用，每天 5 克左右，沏 1 ~ 2 杯即可；阿胶、桂圆、大枣、花生、核桃、黑芝麻、木耳等食物，可以煮粥或做菜。此外，平时要少吃寒凉伤害脾胃的食物，如冷饮。

其次，生活要规律。按时睡眠，不熬夜，加强运动，多晒太阳，保持乐观情绪，以促进内分泌的平衡从而改善肤色。不少女性为保持体形苗条而节食减肥，如果控制不得当，就会造成营养不良，出现面色发黄，此类女性要注意补充营养，改用健康的减肥方式。

食欲不振又恶心，小心肝脏有恙

在我们身边，我们经常会听说，有些人经常会食欲不振，其实这种小毛病，应当引起我们的高度重视，因为食欲减退，恶心厌油，这是大多数肝炎患者都有的症状，尤其是黄疸型肝炎患者表现得更严重。

那么，为什么肝病患者会食欲不振呢？

1. 肝脏是人体内最大的“化工厂”，它参与着人体内的一切代谢过程。其中分泌胆汁是重要功能之一，胆汁中的胆盐对脂肪的吸收消化起着重要作用。患者在患有肝炎以后，因肝炎病毒诱发肝细胞大量破坏，分泌胆汁的功能减低，从而影响饮食入胃后的消化吸收，尤其是油腻性食物难以分解，反射性引发食欲不佳及厌油腻食品。

2. 门静脉高压等病变使胃肠道阻塞性充血，蠕动减弱，胃肠功能紊乱等症状，进而影响患者食物消化与吸收，所以会导致患者食欲减退、恶心厌油腻急性病毒性肝炎产生食欲减退等症状。

3. 因为进食量少，消化吸收功效障碍，营养品摄入减少，而新陈代谢亢进，全身性消耗增大，与此同时肝病时肝脏细胞机能降低，很多人体所需物质无法很好新陈代谢吸收，制造和贮存糖的能力降低，使能量不足，令患者觉得无力，进一步加重食欲不振。

其实有不少人，食欲不振，厌恶油腻，往往都觉得自己是胃出了问题，结果仔细检查诊断后才发现，自己患的是肝病。甚至因为长期把肝病当胃病治，擅自服药，结果发展到了肝硬化晚期，或是肝癌，但此时已错过最佳治疗时机。

的确，一些肝病和胃病的某些症状比较相似，比如食欲不振、恶心、腹胀、上腹部不适等。再加上一些肝病在早期病情比较隐匿，容易被患者忽略，更容易导致误诊的情况出现。但肝病和胃病还是可以区分的。肝病可伴有面色萎黄、尿黄、肝区不适、恶心、厌油腻、甚至皮肤瘙痒等症状。而胃病多数都曾有过刺激饮食、用药及饮酒等，常伴有泛酸、胃灼热、上腹痛，进食后症状可加重或缓解。

如果本身没有胃病史，却持续出现不明原因的疑似胃病症状，不要自行用药，应去医院确诊。除了需做胃部检查外，肝功能检查也是必需的，尤其是经常喝酒、劳动强度过大的人群，以及乙肝病毒携带者，要特别注意。

当然，虽然肝病的早期症状之一就是食欲不振，但不代表着，食欲不振就是肝病的征兆，食欲不振也可能是以下因素引起的。

1. 疲劳或紧张

如上班族由于疲劳或精神紧张，可能导致暂时性食欲不振，这是属于比较轻微的现象。

2. 过食，过饮，运动量不足，也都是引起食欲不振的因素，但要注意一些潜藏的危机，诸如无缘无故的食欲不振，连续不断的食欲不振等等。

3. 精神因素

想要维持身材苗条，不想吃东西，体重因而大幅减轻，因此拒绝进食。

4. 怀孕

女性在怀孕初期，或由于口服避孕药的副作用，也可能导致食欲不振或呕吐。

5. 疾病因素

食欲不振通常会让人直接联想到胃肠问题，如慢性胃炎，胃迟缓，胃癌，都有可能出现这样的症状。

所以，食欲不振呕吐不一定就是肝炎，在日常生活中，如果当我们发现自己有食欲不振的现象时，还是尽量去正规的医院做一下相关检查，以免贻误病情，另外，平时多加强肝病的预防。

肝掌，蜘蛛痣，肝病的主要标志

在慢性肝炎和肝硬化的病人中经常发现在脸部、颈部、手部有一种形态很像蜘蛛网样的痣。痣的中心是一个小红点，周围放射出许多细小的红丝，整个直径约 0.2 ~ 2 厘米，这种痣称为蜘蛛痣。

正常男性女性的肾脏上方各有 1 个略呈三角形的分泌人体激素的腺体，称为肾上腺。这个腺体不断地产生雌性激素，与机体产生的雄性激素保持相对平衡的正常水平，从而保证机体在这方面的正常生理生化代谢功能。另外，女性卵巢也产生此种激素。由人体性器官分泌的雌激素，必须经过肝脏后才能使功能减弱或使活性消失。

但当肝脏出现急慢性炎症或其他疾病时，对雌激素的灭活能力明显下降，结果造成雌激素在体内大量堆积，以致引起体内小动脉扩张。蜘蛛痣就是皮肤黏膜上的小动脉扩张的结果。由于小动脉扩张后酷似蜘蛛网，用铅笔尖压住“蜘蛛体”，网状形态立即消失。此痣小如小米粒，大的有 2 ～ 3 厘米，数量少的 1 ～ 2 个，多则数百个；多见于胸部以上，面颈及上肢手背等部位。急性肝炎患者蜘蛛痣的发生率约 1% 左右，而慢性肝炎可达 54% 左右。蜘蛛痣的出现常和肝功能状态相平行。当肝功恶化时，蜘蛛痣可急剧增多。肝功好转后，此痣可由原来鲜红色变棕黑色，继而消失。雌激素的灭活失衡还可使肝炎患者出现毛细血管扩张、月经失调、睾丸萎缩或男性乳房发育。长此以往还可造成皮肤细胞内黑色素的增加引起肝性黝黑面容。

肝掌的发生原因与蜘蛛痣一样，表现为在大拇指和小指的根部的大小鱼际处皮肤出现了片状充血，或是红色斑点、斑块，加压后变成苍白色。这种与正常人不同的手掌称为肝掌。肝硬化病人中，大部分易合并肝掌。肝掌的主要外观表现为：双手手掌两侧的大、小鱼际和指尖掌面呈粉红色斑点和斑块，色如朱砂，加压后即变成苍白色，解除压迫后又呈红色，掌心颜色正常，如果留意观察的话，可看见大量扩展连片的点片状小动脉，有的情况下不仅手掌有，脚底也有。

肝掌、蜘蛛痣为慢性肝炎、肝硬化的重要标志之一。当然，出现肝掌不一定都有肝病。临床上往往见到不少健康人也有肝掌，但经过多年后的观察，肝脏功能一直正常，从未出现过肝脏病变。

不过，因为肝掌的出现，很有可能是因为肝硬化引起的，所以大家一定要引起注意。因为正常的人也有可能会出现肝掌，所以不同的情况进行治疗的方法也不同。

1. 正常情况下，一些处于青春期的少女及孕妇由于雌激素分泌过多，超出了肝脏的灭活能力，也会出现肝掌和蜘蛛痣，不过这种情况可以不进行治疗，随着身体的发育或是分娩后就会自然消失。

2. 重型肝炎患者通常都会有肝掌和蜘蛛痣的出现，这种情况的患者肝细胞受损比较严重，需要及时进行治疗，否则会给肝脏带来严重的损伤。

3. 注意休息。肝掌若是肝病患者急性期或炎症活动期宜卧床休息，待病情好转后再逐渐增加活动量；而若是乙肝病毒携带者、慢性乙肝患者以及代偿性肝硬化患者，可适当参加一些体力活动，因此视病情而定。

4. 乙肝患者发病时及肝硬化病人所引起的肝掌，肝掌多可随着肝功的好转而消退，因此在认识上切不可疏忽大意，应及时去医院进行相应检查，以便能够及时对症治疗，及时控制疾病并提高预后；并且在治疗的同时，在饮食及生活上也应有所注意，对疾病的治疗及肝掌的消退都是很有利的。合理膳食：肝炎或肝硬化患者在饮食上注意营养的均衡化、多样化，避免辛辣、刺激性食物，戒烟酒，多食蔬菜水果、豆制品、真菌类蔬菜、鱼类、蛋类等。

5. 肝掌并非肝脏疾病的专利，肝掌亦可见于类风湿性关节炎，营养不良、长期饮酒，甚至健康人群，因此出现肝掌应及时查明原因，根据病因及诱因再对症治疗乃为关键。

6. 补硒。硒被称为重要的“护肝因子”，补硒能让肝脏中谷胱甘肽过氧化物酶的活性达到正常水平，对养肝护肝起到良好作用。肝功能正常后，肝掌的现象可能会慢慢消退。

酒量突降易疲劳，可能肝病来找

做销售员的小张平时经常要出席各种应酬饭局。在长期的“酒精考验”中，他已经锻炼出一身好酒量，每天喝半斤白酒都不成问题。一个星期前，他成功签下一笔大订单，在庆功宴上三杯白酒刚刚下肚，他已经觉得脚步不稳，一阵阵恶心感随之袭来，席间的朋友都笑说："怎么？小张业绩上去了，酒量却下来了？"

赵姐平时就爱在麻将桌上打上几圈，两天前在侄女的婚宴上遇到几位久未碰面的亲戚，牌逢敌手，兴奋地连续打了 4 个多小时的麻将后，一下子觉得眼冒金星、头晕无力。

无论是有肝病史的还是肝脏检查从无毛病的朋友，当出现上述情况，你就该注意了。如果一贯擅长推杯换盏从不怯场的你发觉酒量明显下降，或是通宵麻将都精神抖擞的你一夜之间体力大不如前，都绝不能掉以轻心，因为这可能是肝脏向你发出的严重警示信号。

肝脏作为消化系统中最大的消化腺，是人体解毒的总机关，具有化解细菌、酒精和其他毒素的功能。喝酒之后，一小部分酒精会随呼吸和流汗排出体外，剩下的大部分酒精在肝脏中被转化成乙醛，醉酒的症状正是由乙醛引起的；肝脏功能正常的话，乙醛会被进一步转化成乙酸，乙酸进入人体循环系统后会被代谢掉。这就是酒精在肝脏中解毒的过程。本来酒精在人体内的代谢速率是有限度的，但长期过量饮酒会损害肝功能，久而久之，分解酒精的能力就会下降，出现酒量下降、容易喝醉的现象。酒精肝的发生是一个渐进的过程，由于在早期没有特别的症状，很容易被忽视，而后期就可能发展成为肝硬化、肝癌等危险的疾病。在严重酗酒时可诱发广泛肝细胞坏死甚或肝功能衰竭，患者一定要注意及时接受专业治疗，不要贻误了最佳治疗时间。

疲乏无力。这也是肝炎病人发病的早期表现之一。病人往往说不清楚何时起病，其表现也不相同，轻者不爱活动，重者卧床不起，而像打麻将这类娱乐活动特别消耗脑力，肝脏功能差的人能量供应跟不上，就容易头晕。

一般情况下，尽管经过充分休息，但患者疲劳感仍不能消除，严重者好像四肢与身体分离似的。出现这些症状的主要原因一是由于肝炎患者的食欲不振，消化吸收障碍，导致人体能量不足。二是由于病毒导致肝细胞破坏，从而使其肝脏制造和储存糖原减少。另外缺乏维生素、电解质紊乱及肝细胞破坏引起血中胆碱酯酶减少，影响神经、肌肉正常功能，从而出现说不出的全身乏力。

大家除了要留意身体的这些警示信号外，肝脏疾病高危人群、肝病患者更应预防肝病发生。这些人最好滴酒不沾，同时应该保证晚上 12 点前入睡。对于肝病患者而言，戒酒和保证睡眠是两大必要条件。在日常生活中，大家应该通过少喝酒、减少娱乐活动、督促自己按时就寝，使自己逐渐适应健康的生活方式。

尿黄像浓茶，快去做检查

赵先生一直有饮茶的习惯，最近身体感觉非常疲倦，早晨起来的时候小便特别黄，像浓茶一般，起初他自己并不在意，以为是喝茶所致。直到有一天，眼球也呈黄色，这下赵先生才紧张起来，到医院就诊，发现是乙肝的急性活动期所致。

正常情况下，常人的尿色都是呈淡黄色的。天冷时多清澈，天热时多黄色，这与出汗和饮水多少有关，但也可以随着饮食而变化。如摄入偏酸性饮食时，尿色则深，如饮食偏碱，其尿色则淡。有时口服几片核黄素片药物，尿色也会呈现深黄。像这些尿色变化是极为短暂的，很快就能自行恢复。

但如果尿液长期黄得像浓茶，常提示肝脏有问题。如果尿液长期发黄，一定要留神身体还有没有其他症状，如黄疸、疲倦、上腹部不舒服和疼痛，要及时去医院做相关检查。

正常情况下，人体的红细胞寿命是120天，被破坏的红细胞会放出血红蛋白，经过一系列的分解代谢，变成黄色物质叫胆红素。由于肝炎病毒导致肝细胞破坏，影响胆红素的代谢，使胆红素进入血液增多，经尿液排出体外较平时增加，故尿色加深。尿的颜色越黄，说明肝细胞破坏越重，病情好转尿色逐渐恢复正常。

虽然肝炎会导致尿黄，但是并不是说尿色很黄就是得了肝炎。首先要考虑是不是饮水的量不够、出汗太多、有没有吃药等，如果只是一次两次的尿黄，自己又没有什么不舒服，就可以不用担心。如果尿色一直都很黄，自己觉得疲乏无力、食欲不振等，就需要及时到医院检查了。

持续发热恶寒，当心肝脏病变

持续性微热，或并发恶寒，并排除其他感染，可能是肝病的表现。急性黄疸型肝炎早期常有发热，多在37.5 ~ 38.5摄氏度，高热者少见，一般持续3 ~ 5天，而无黄疸型肝炎者发热远远低于黄疸型肝炎者。许多病人发热还伴有周身不适、食欲减退，误认为得了感冒。为数不少的黄疸型肝炎病人，往往在医院门诊按感冒治疗，3 ~ 5天后待黄疸出现才被确诊，这是缺乏对肝炎发热症状认识的缘故。发热的原因，可能是肝细胞坏死、肝功能障碍、解毒排泄功能减低或病毒血症所引起。

西医认为，肝病发热的主要原因为：

1. 患者的肝细胞坏死，蛋白质及其代谢产物分解、吸收。

2. 内毒素血症即慢性肝病尤其是肝硬化患者，由于肝脏单核吞噬细胞系统功能减退，导致肝脏对肠源性内毒素的清除减少。

3. 内毒素激活单核、巨噬细胞产生了一些炎症细胞因子，这些细胞因子参与体温调节而引起发热。

中医对肝病发热的认识，主要分外感、内伤两大类。

1. 疫毒初犯，湿遏肌表外感时疫之邪，自皮毛而入，郁于肌表，营卫失和而出现形寒发热等证。

2. 湿热内伏，重阻气血肝病多由湿热为患，湿热化燥伤阴，从而引起阴虚发热，或素体脾虚，湿热蕴于气分或内伏血分均可引起发热。

肝病早期出现发热，主要为疫毒初犯，发热一般不高（个别病人出现高热），可伴恶寒，属于外感发热范围。慢性活动性肝炎及肝硬化常出现不规则低热，有午后及过劳则低热明显，也有在月经期体温较高，经期已过则体温恢复正常，类似于中医的内伤发热；若病人出现持续高热，甚则昏迷、痉搐，则为疫毒侵入营血，类似于中医的温病发热。如果大家出现了上述症状，建议马上去医院做个肝检查，以免贻误病情。

口苦口臭，可能是肝脏不好受

在我诊病的时候，经常有老人对我说嘴苦。孩子给老人买了不少的食品，甚至买了不少年轻人吃的巧克力之类的零食，但是吃在嘴里还是非常的苦，自己也找不到原因。

在这个时候，我一般会向患者介绍一种甘菊花醪酒，就是将适量的菊花和酒一起煮沸，放温以后饮用，每天就当作饮料喝。非常地简单，很多老人喝了这种酒以后，都反映效果不错。

老年人一般都是气血亏虚，再加上一个人在家里，没有事情可干，孩子们都在忙工作，很难抽出时间陪老人。他们就会经常的胡思乱想，致使肝气瘀阻，出现各种病症。口苦只是一个很小的问题，如果不去治疗，肝经可能会出现更多的问题，让身体承受很大的负担。

可能大家都不知道，为什么肝气瘀阻会导致嘴苦？这就必须要寻根溯源了。正常的情况下，我们的口腔里面是非常清爽舒适的，但是有的人会觉得嘴里是甜的，嘴里是甜说明脾热，而嘴里苦说明肝有热。人的情绪在非常郁闷的时候，嘴里就会发苦，因为肝是主管情感的，心情郁闷导致肝气郁结，气滞就会出现血瘀，肝胆相为表里，肝血如果不能畅通，郁积在体内，就会导致胆气溢郁，口苦自然就出现了。在《黄帝内经·素问·痿论》中讲到“肝气热，则胆泄，口苦”。

治疗口苦最为主要的方法就是理气疏肝，祛除内热，最好的方法是吃龙胆泻肝丸，这是中成药，说明书上都有吃法。但是从我个人的角度讲，不主张采用药物治疗的方法，本来肝就是积热的脏器，气行不畅，还肩负着排毒的功效。所以，如果症状不是很严重的话，建议经常喝几碗甘菊花醪酒。如果觉得非常苦的话，可以采用嘘气的方法，可以很好地平息肝火，让所有的脏腑处于一个非常平衡的状态。现在给大家介绍两种嘘气的方法。

一种是嘘气的方法，呼气的时候念出“嘘”来，用两脚尖轻轻地点地，两手从小腹的位置向上抬起，手背对在一起，一直抬到与肩平衡的位置，两只手分别向左右分开，尽量的向外呼气，再吸气的时候，两手从面前、胸腹轻缓的向下，放回到体侧。依照这种方法，重复 6 次。

还有一种就是呼气的时候念“吹”字的方法，脚尖点地，脚掌、脚心抬起，两只胳膊从两侧抬起，从后背绕长强、肾俞穴向前画弧线，向前经过锁骨，双臂撑圆就像是抱着一个篮球，指尖相对。缓缓下蹲，（在下蹲的时候注意，上身应该尽量保持端正）两臂向下回收，呼气之后，双手平落在膝盖上。然后缓缓地吸气站起来，两臂垂在身体两侧。还是重复六次。

人的年纪大了，身体就如同用了多年的机器似的，如果不去很好的保养，就很容易衰老，导致出现各种的问题，这样也就有了各种的病症。

所以我们要时常注意自己的身体，不要觉得嘴苦是一件很小的毛病，就不加重视。我们一定要从小处养生，还自己一个健康的体魄！

这时也许有人要问了，只要口苦就是有肝病吗？当然不是，口苦的原因其实有很多，主要可以分为以下几种类型。

1. 肝胆疾病，早晨起来如口苦，多是由于湿热引起的。肝胆湿热口苦，可能是由于肝胆部位存在炎症引起的。如当肝脏或胆囊发炎时，胆汁排泄失常导致口发苦。

2. 口腔炎症，如果有牙龈炎，牙龈出血等口腔疾病，是引起口苦的常见原因。

3. 精神性口苦，现代的工作生活压力，让大量的人长期存在工作精神压力大，生活不规律，睡眠休息不足，缺乏运动等，引起口苦；过度吸烟，酗酒，打呼噜，张口睡觉等也易出现口干，口苦。

4. 胃热口苦，食管炎，慢性胃炎，因胃动力差，存在胆汁反流，伴有胃灼热等症状，也可能引起口苦。如果饮食不当，其肠胃功能呆滞，进食的食物在胃肠停留时间过长，极易产生湿热，会引起口苦。食用了过多的辛辣食品，也会引起口苦。

5. 某些慢性疾病，糖尿病常会伴发有口苦的情况；另外，癌症病人因甜味阀升高，苦味阀降低，也会感觉口腔发苦，应提高警惕。

所以，出现口苦不必过于担心，但是不要掉以轻心，应该及时到医院接受检查，以免贻误病情。

除此之外，肝病患者也会出现口臭的现状，尤其是一些经常性喝酒的人，很容易就患上酒精肝，酒精肝患者的肝脏肝功能异常，导致血液中的尿素氮和氨含量增多，而氨经过呼吸从口鼻排出一部分。如果患者的口臭症状加重，就说明了肝脏内的病情加重，患者需要及时的就诊，以免病情更加的严重。

其实在生活中，很多的内科疾病都会引起口臭现状的发生，糖尿病、胃肠道疾病、肝病、肾炎和心脏病等都可以引起口臭。

1. 大部分的糖尿病患者都会并发其他一些不同程度的免疫功能障碍，口腔中的致病菌增多，产生难闻的气味。加之糖尿病患者存在内分泌功能紊乱，体液中酮体的增多，酮体随分泌的唾液和呼吸通过口腔，就会产生口臭。

2. 胃病患者的口臭一般是由于胃蠕动异常，胃内食物消化不良，反流到食管引起口臭。胃病性口臭比较明显，呈酸臭味。慢性胃炎、胃溃疡病人都可出现口臭。一旦口腔中出现胃中反流的食物酸味，则说明有胃炎和食管炎存在，这个时候，一般都需要药物的治疗。

3. 心脏病患者的口臭是为口腔异味一般为轻度腐烂臭味，也就是说只有患者自己才能感觉到口腔内有异味，而且经常刷牙和洗漱都没有什么明显的效果，另外，许多治疗心脏病的药物也会抑制唾液的分泌，使口腔中的细菌增多，导致口臭。

第四章
吃对喝对，肝病自己消退

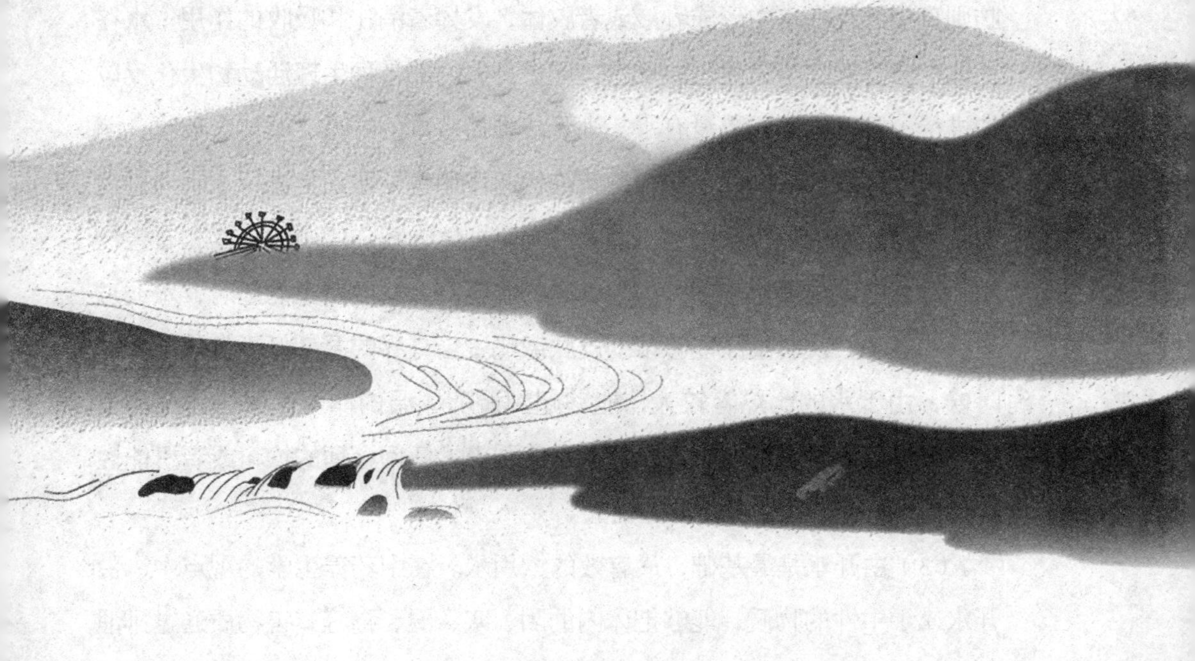

喝对白开水，排毒护肝脏

水是生命之源，很多人都想不到水还可以养肝呢。按照人的生理，饮水不足也会影响肝脏的正常运转；所以好好喝水是爱肝脏的表现。

1. 饮对白开水的好处

（1）水对人体来说十分重要，它不仅仅是构成人体的主要成分，而且还有着许多不为人知的生理功能，无论是营养物质的消化、吸收、运输和代谢，或是废物的排泄，又或是体温的调节，都离不开水。

（2）水拥有强大的溶解力，能够把很多物质都溶解，并且使其保持为离子的状态，在身体中发挥着巨大的作用；而体内不溶于水的蛋白质和脂肪则直接悬浮在水中形成乳液或者胶体，发挥着消化和吸收的作用；水在人体中会直接参与氧化还原反应，促进身体内部各种生理活动和生化反应的进行。身体内部如果没有水，则无法维持基本的呼吸、循环、吸收、消化、排泄等生理活动，在体内的新陈代谢作用也无法正常进行；水通过运输功能将外界的氧气运送到血液中，同时把体内新陈代谢的废物和有害物质通过尿液或粪便排出体外。当外界的温度高于体内产生的热时，水通过皮肤的蒸发，及时出汗能够帮助皮肤散热；当外界的温度低于身体温度的时候，由于水的比热容较大，能够起到调节体温的作用，保持体温的恒定。根据营养学家的意见，及营养学的观点，任何含糖的饮料或者机能性饮料都没有白开水对身体的益处大。

（3）白开水是最基础，最有效的饮用水。在中药养生学的观点中，白开水属于中性的物质，能够把体内的阴、寒、湿、毒等有害物质通过排泄带出体外，从而减轻肝脏的负担。纯净的白开水在进入人的身体后，能够立即进行发挥新陈代谢的功能，和调节体温、输送养分以及清洁身体内部环境的功能。科学家研究发现，煮沸后自然冷却的白开水最容易透过细胞膜，促进身体内部的新陈代谢，增强身体的免疫能力，提高抗疾病的能力。长期喝白开水，体内的脱氧酶活性变高，肌肉内乳酸堆积减少，身体不容易产生疲劳感。

（4）饮用白开水，能够刺激肝脏，胃肠等内脏器官，使内脏的温度上升，温暖全身，从而改善血液循环，加快基础新陈代谢的速度，提高身体的脂肪燃烧速度，燃烧多余脂肪，可有效预防脂肪肝。

（5）饮用白开水，可提升肝脏本身的温度，激活肝脏的活化性，缓解肝脏工作的疲劳，改善肝脏运作质量。同时，帮助体内消化系统高效运作，激活新陈代谢能力，加速排出体内有害废物，清洁体内的环境。

（6）饮用白开水，能有效地促进循环系统以及淋巴系统的流通，带走积累在体内多余的水分，形成尿液，身体内部的毒素也会随着尿液排出体外，白开水还能润滑肠道，软化排泄物，解毒养颜。

（7）饮用白开水，有利于中和人体新陈代谢而产生的酸性物质，有利于维持健康的体液状态。正常情况下，健康的人体体液的 pH 值为 7.35 ~ 7.45。

2. 白开水有健康身体的功效，能有效地对抗某些疾病

（1）战胜身体的疲倦感。现代人时常会感到身体处于疲倦的状态，尤其是在夏天，很多时候感到软弱无力，甚至昏昏欲睡，真正的原因在于脱水。人的身体对于“渴”的敏感度非常高，人的身体缺少水分，或者水分逐渐减少时，身体不会立刻出现反应，但是在缺水的情况下未能及时补充水分，身体会出现疲倦、虚弱的现象。常喝白开水，有助于身体保持充沛的精力和活力。

（2）治疗偏头疼。早晨起床时，会感到头疼，大多数是因为人的身体一晚上都没有吸收水分，加上夏天的晚上，大多数人都选择开着冷气睡觉，空调环境下会带走人体的水分，使人产生脱水的问题，引起偏头疼。

因此，早起喝一杯白开水，有助于治疗偏头疼。

（3）去除色斑。人的身体经过了一晚上的代谢之后，体内的毒素需要有一个强有力的外界作用帮助排出体外，没有任何糖分和营养物质的白开水是最好的，在体内缓慢转化，冲刷我们的身体。

（4）缓解便秘。长期便秘会导致人体的肠内菌群失调。为了缓解便秘，人要充分饮水，降低血液黏稠度，加快血液循环。

（5）治疗感冒。当人处于感冒发烧的状态时，人体处于一个自我保护机能的反应，自身会降温，此时容易有出汗、呼吸急促、皮肤蒸发的水分增多等代谢加速的表现，这时身体需要补充大量的水分，促进汗液和尿液的排出，有助于调节体温。

（6）预防心脏病。类似心绞痛、心肌梗死这样的疾病，大多是由血液的黏稠度高而引起的。当人熟睡的时候，因为出汗，而使身体的水分减少，血液中的水分也会减少，则血液的黏稠度会增高。睡前喝一杯水，能够降低血液的黏稠度，减少心脏病突发的危险。

（7）与癌症抗争。白开水有助于加速肠道的蠕动，排出肠道内的有毒物质，减少对人体有害的物质停留在肠道内。研究表明，每天喝 4 杯水或者 4 杯水以上，比每天喝 2 杯水的人，患结肠癌的概率减少一半，同时患膀胱癌、输尿管癌和乳腺癌的风险都会降低。

（8）预防胆结石。临床的医学和调查表明，得胆结石、肾结石和尿路结石的患者，每天的饮水量比一般人少。为了预防胆结石，每天至少要喝 6 到 8 杯水。

（9）预防痛风。痛风是由人体内尿酸增多或排泄减少引起的，这使尿酸盐沉积在关节、肾脏等部位，是一种代谢性疾病。要预防痛风，要注意合理摄入营养和平衡膳食，同时也要多喝水，使尿酸能够通过肾脏排出。

3. 如何饮用白开水

（1）早晨空腹喝水。早晨空腹喝一杯白开水，或者在白开水中添加一些蜂蜜或者盐，能够快速地加强肠胃蠕动，唤醒肝功能，把身体内的垃圾、毒素和代谢产物排出体外。对于老年人来说，一杯白开水不仅能够稀释血液，降低血黏稠度，促进血液循环，还可以防止心脏病等“高峰期”的心脑血管疾病的发生。

（2）餐前喝白开水。餐前喝一杯白开水，有利于减轻饥饿感，可以减少食物的摄入量，减轻肝脏负担，同时也补充了身体所需要的水分，加速新陈代谢。

（3）睡前喝白开水。睡前喝一杯白开水，有助于体内水分因为生理上的散发而减少起到解渴、利尿的作用，也能够使皮肤变得光滑细嫩。

4. 喝白开水需要注意的事项

多喝白开水有益于身体健康，可是水要怎么烧，白开水又要怎么喝，这都是有讲究的。

（1）喝水要适度。每个人每天需要喝 6 至 8 杯水，水分补充不足会影响身体的健康，但是过量地饮水也会引起中毒。水占人体体重的 60% ~ 70%，而且在体内处于一个相对稳定的状态。人体细胞的细胞膜都是半透膜，水能够自由渗透细胞膜，如果饮水过量，血液和间质液就会相互补充衡释，降低细胞的渗透压，水就会渗透到细胞内，使细胞肿胀而发生水中毒。脑细胞一旦水肿，脑中的压力就会增高，导致头昏脑胀、头痛、呕吐、乏力、视力模糊、嗜睡、呼吸减慢、心律减速的症状出现，严重的会产生昏迷、抽搐甚至危及生命的现象。

水中毒在日常生活中时常会发生。在炎热的夏季，在大量出汗之后，身体内部的钠盐等也随之丢失，此时如果大量饮用白开水而不充分补充身体缺失的盐分，则会出现肌肉抽搐或者痉挛性头疼。

（2）不喝生水，喝新鲜开水。喝生水的害处很多，用于给水消毒的氯气和未烧开的水中的残留有机物相互作用形成的物质，会增加患膀胱癌、直肠癌的机会。白开水经过煮沸的程序，将水中的细菌杀死，除去其中的有害物质。沸腾的水没有细菌，而且水中的氯气以及一些有害的物质也随之挥发了，同时又保持了水中人体所必需的营养物质。水不是烧得越久越好，烧的时间越久，水中无挥发性的有害物质和亚硝酸盐就会因为水的蒸发而浓缩，导致水中有害物质的浓度相对增高。因此，水沸腾后 2 至 3 分钟最好。

（3）杜绝开水重复利用，重复煮沸。家庭中的老人，为了节水，经常喝剩下的开水，久置的白开水中，含氮有机物会被分解成亚硝酸盐，同时，微生物的介入会加速含氮有机物的分解。亚硝酸盐具有很强的与体内血红蛋白结合的能力，妨碍血液正常的运氧功能，放置时间过长的水不仅是各种矿物质流失了，而且含有会引起身体的中毒的有害物质。

也有老人把剩下的开水重新加热、煮沸，这样的开水会造成水中的亚硝酸含量超标，对人体有益的矿物质也同样会流失。水中的亚硝酸过量或超标，进入人体后，可不同程度地引起人倦怠、乏力、昏迷、全身青紫、血压下降、腹痛、腹泻、呕吐等症状，甚至会引起恶性疾病。

茶喝对，肝脏不受罪

我国自古就是一个拥有种茶、喝茶、饮茶、品茶等历史悠久的国家，喝茶也是养肝的一种好习惯，尤其是绿茶对于防治脂肪肝、酒精肝等肝病均有一定的疗效。喝茶可祛除肝病，然而不恰当的喝茶也可能加重肝病病情。

（1）饭后立刻喝茶。饭后立即饮茶，茶叶中大量鞣酸能与蛋白质合成具有吸敛性的靶酸蛋白质，这种蛋白质能使肠道蠕动减慢，容易造成便秘，增加了有毒物质对肝脏的毒害作用，从而引起脂肪肝。

（2）空腹喝茶。现代科学研究表明，我们人体有很多疾病都是因为空腹饮茶引起的，可以说空着肚子喝茶是导致人体致病的重要原因之一。因为茶叶中含有咖啡喊，如果在没有吃东西的情况下大量饮用的话，茶水会直接进入脘腹，肠道吸收过多的咖啡碱便会影响肠胃健康，而五脏相连，肝脏自然也会受到伤害

那么，怎样喝茶才能养肝祛肝病呢?

中医理论当中的喝茶养肝指的是养肝茶，就是运用茶疗的方式来养肝护肝。饮用养肝茶，可以达到补气养血，生津止渴，降低血糖和胆固醇，软化血管，润肺除痰，疏肝理气，清热解毒，护肝保肝的功效。

1. 绿茶

绿茶中含有茶多酚、咖啡碱、叶绿素、儿茶素等成分，具有抗癌、抗衰老、抗菌、助消化、降血脂等多种功效，适当饮用可达到养肝的目的。

2. 红茶

红茶中含有多种氨基酸以及钙、锌、锰等多种微量元素，具有生津清热、利尿、消炎杀菌、健胃消食、延缓老化、降血糖、降血压、降血脂、抗癌等功效，适当饮用可达到养肝的目的。

3. 乌龙茶

乌龙茶除具有提神益思，消除疲劳、生津利尿、解热防暑、杀菌消炎、解毒防病、消食去腻、减肥健美等保健功能外，还具有防癌症、降血脂、抗衰老等特殊功效，适当饮用可达到养肝的目的。

4. 苦丁茶

每天坐在电脑前疯狂通关的男人和长时间开车的有车一族，都存在用眼过度、久坐不动的情况。别以为每天对着电脑伤害的只是眼睛，中医有这么一个说法：“久视伤肝”“久坐伤骨”，针对这样的男士，专家提醒：多运动，多锻炼。

久坐的人特别会发胖，容易患高脂血症，这类人群需要服用一些具备

降压调脂、有减肥功能的茶饮，试试苦丁茶、决明子茶，也会有不错的效果。

5. 葛花茶

每天少量的饮酒对身体有好处，但每次都喝高就会对身体产生很大的危害，特别是对消化道、肝脏的损伤尤为严重，长期如此，会大大增加患上肝硬化和脂肪肝的可能性。保护肝脏的最好办法就是戒酒。如果喝醉了，推荐拿葛花泡茶喝。葛花就是葛根的花，它具有醒酒的功效，拿来泡茶可以解酒。

想要在平时护肝，还可以试试白菊花茶和枸杞茶，白菊花和枸杞都有清肝保肝的作用。佛手花和玫瑰花则能疏肝理气，拿来泡茶喝也不错。

6. 菊花蜜饮

菊花 5 克，加水 200 毫升，稍煮后保温 30 分钟，过滤后加入适量蜂蜜，搅匀之后饮用。具有养肝明目、生津止渴、清心健脑、润肠等作用。由白菊茶和上等乌龙茶制成的菊花茶，是每天接触电子污染的办公一族必备的一种茶。

因为此茶具有去毒的作用，对体内积存的有害性的化学和放射性物质、都有抵抗、排除的疗效。

7. 普洱茶

该茶能够调节人体的免疫系统，具有防癌、抗癌、调脂、减肥、养胃、护胃、降压等功效，并且其在加工过程中会成倍增加维生素 C 的含量，对提高人体免疫系统功能、养生健体、延年益寿等方面都是很有利的，对肝脏具有一定的调理作用。

8. 中药养肝茶

用五种药材：女真子，黄耆，甘草，灵芝和刺五加，做成茶包。夏季当茶水来喝，可以起到养肝护肝的作用。养肝茶，也是适合上班养生的一种饮品。

茶中含有茶多酚、咖啡碱、叶绿素、儿茶素等成分，具有抗癌、抗衰老、抗菌、助消化、调血脂等多种功效，适当饮用可达到养肝的目的。茶叶还具有清热、利尿、解毒的功效，《神农本草经》中说就它能治“热寒邪气”。《本草纲目》指出它能“平肝、胆、三焦、包络相火”，对于一些肝病患者来说，常喝茶对病情是有益处的。

零食少吃，多吃则伤肝脏

中医认为，肝为刚脏，体阴而用阳。作为风木之脏的肝，其气主升主动，很容易出现燥热、亢奋的状态，需要肝血的柔润来克制肝的刚强之性。所以我们在调理肝脏时需要养护肝血，以疏肝理气。而食用很多零食之后，会加重身体的燥热，大量消耗阴血，从而对养护肝脏不利。肝脏功能失调，就会使疏泄功能失调，本来该排出身体的毒素滞留体内，人就会出现各种皮肤状况。

小陈是我一个朋友的女儿，是个漂亮姑娘，在一家外企做白领，收入不错，打扮得也很时尚靓丽。她很享受现代生活带来的一切便利，饮食也是以方便快捷为前提。为了保持身材，她吃饭很少吃主食，如果感觉饿了，就吃些零食。有时候，方便面加火腿肠就当作一餐。每次去超市，她都会买上满满一推车的零食。她还很爱吃路边的小吃，有时下了班，她逛街逛累了，就直接在外边吃些烧烤、麻辣烫之类的小吃再回家。我曾经劝过她不要这样吃东西，对身体肯定不好，但年轻人随性而为，根本不拿我的话当作一回事。这不，时间一长，她的脸上不断有痘痘冒出来，听她爸妈说，她用了很多祛痘的药物，可只是暂时有些效果，过一段时间就再次满脸痘痘。最后她母亲带着她来找我，我详细询问了她的饮食习惯，诊脉之后，给了她一个建议：改掉吃零食的习惯。这对于小姑娘来说可不是件容易的事，但为了漂亮的脸蛋，她还是坚持下来了。过了几个月，她脸上的痘痘果然好了许多。

其实，很多零食虽然味道不错，但都是肝脏杀手，经常食用就会跳进伤肝的陷阱。

1. 甜食

备受女生欢迎的巧克力、糖果、糕点等甜食如果食用太多就会伤及脾胃，影响食欲，还会影响气血的化生，从而不利养肝。我们知道，甘入脾，所以少量吃甜食能够滋润脾胃，促进消化，但过食就会变成甜蜜的陷阱。而且甜食食用太多还容易造成体内脂肪增加，加重患脂肪肝的危险。

2. 葵花籽

葵花籽是平时最常见的零食，也是很多人买零食的必选，走亲访友、闲话家常时最适合嗑嗑瓜子。但是大家也许不知道，葵花籽中含有不饱和脂肪酸，多吃会消耗体内大量的胆碱。可使脂肪较容易积存肝脏，影响肝细胞的功能。此外，葵瓜子属高能量食品，需控制能量摄入的人最好不要吃，所以，患有肝炎的病人最好不要吃葵花子。

3. 方便面、香肠和罐头食品

方便面、罐头、香肠等食物对于肝脏来说，更是一个大麻烦。虽然这些食物吃起来方便，但却含有很多对人体不利的防腐剂等成分，这对于肝脏来说是个很大的负担。因为肝脏是我们身体的代谢中心，这些食物的解毒都需要肝脏的参与。如果长期食用这些食物，就会让我们的肝脏不堪重负。

4. 高糖食品

高糖饮食会使血糖升高，多余的糖会转变成脂肪而存储在肝脏，形成脂肪肝；同时，高糖饮食还会引起肠胀气，过多食用难以被有效消化和吸收，加重肝脏负担。

5. 过量味精

肝脏疾病的导火索。味精是调味佳品，肝病患者用量较多或经常超量服用，可出现短暂头痛，心慌甚至恶心等症状。

6. 腌制食品

它是高盐的危险品。各种腌腊食品盐分太高，正常人都应该少吃，肝脏有毛病的人更应远离，吃多了会影响水钠代谢，尤其对于失代偿期的肝硬化患者则应绝对禁止摄入。

正确食醋，提高肝脏排毒功能

我国民间素有食醋养肝之说。中医认为醋味酸涩具有养肝收敛之功效。现代医学证明，慢性肝脏疾病，尤其是肝炎、肝硬化者，胃酸减少，酸度下降，不能有效地杀灭从口腔进入胃肠道的细菌，所以往往容易发生感染促使肝病加重。而醋中含有少量氨基酸及香醋等，食之可增加胃酸度，故经常食醋能够有效地提高人体肝脏的排毒功能，促进人体的新陈代谢，阻止人体在衰老的过程中的氧化物质的形成，排出人体中累积的毒素。同时，食醋也能增加皮肤血液的循环，促使人体毛细血管扩张，对细菌和病毒有抑制作用。但是，虽说食醋有养肝之效，却不能过酸，过酸则伤肝，所以食用醋比较有名的山西是肝病大省。如果肝已经不好了，建议不吃太酸，这个时候就伤肝了。

1. 食醋养肝排毒的时间

在饮用食醋时，一般是在早晨和晚上餐后各饮用 1 次，但根据个人体质以及每个人生活习惯以及饮食习惯的不同，食醋排毒的时间可以有所调整。

（1）早餐后饮用食醋。对于感冒的患者来说，早餐后饮用食醋，有助于抵抗身体的寒冷，尤其是在冬天，可以选择加热食醋，减少对胃部的刺激，提高醋的杀菌效果。

（2）下午饮用食醋。在长时间的学习和工作之后，或者经历了剧烈运动后，人体内就会产生大量的乳酸，此时人会感觉特别疲惫，这时候喝上一小瓶食醋，食醋中含有十种以上的有机酸和人体所需的多种氨基酸，能够有效地促进身体的代谢功能，从而消除疲劳。通常下午 3、4 点，是一天中人最容易疲劳的时间段，此时喝一些果醋，有助于解乏解困。

食醋有不同的种类，其中有机酸的含量也各不相同，但是它们都能够使代谢顺畅，有利于清除沉积在体内的乳酸，起到消除全身疲劳的作用。

（3）临睡前饮用食醋。夜晚通常是人体油脂分泌最旺盛的时刻，尤其是体内过氧化脂的分泌，这也是导致皮肤细胞衰老的主要因素。并且，在夜间，人的皮肤都处于一个 pH 值失衡的状态，导致血液的循环不顺畅，往往出现皮肤紧绷的情况。

临睡前喝一些食醋有助于缓解这种情况，因为食醋中含有的有机酸、甘油和醛类等物质有助于平衡皮肤的 pH 值，较好地控制油脂的分泌，扩张皮肤的血管，加快皮肤的血液循环，有益于清除体内的沉积物，而且，食醋中含有丰富的氨基酸，有效地促进体内脂肪的分解，所以饮用醋也能起到减肥瘦身的作用。

2. 食醋排毒的具体种类

（1）食醋的种类。食醋分为配制醋和酿造醋两类，配制醋是以化学技术合成的冰醋酸为主要原料，加水稀释而成，营养成分极低，因此这类配制醋不能用于身体排毒；而酿造醋以粮食、糖或者酒为原料，通过微生物发酵而酿制成的，包含氨基酸、有机酸、无机盐及醇类等营养成分，具有促进人体的新陈代谢、去除身体内累积的毒素的功效。

（2）果醋——食醋的完美替代产品。吃醋有益，高温的环境不仅仅容易引发肠道传染病，也会使人浑身乏力，食欲不振，免疫力下降……这些问题“吃醋”都能“搞定”，由于食醋一般都用作菜肴食用，因此果醋作为一种健康饮品应运而生。

果醋中含有丰富的维生素和氨基酸，有效地提高机体的免疫力；果醋中的酸性物质能够溶解食物中的营养物质，在体内与钙质合成醋酸钙，增强并促进人体对食物中的钙、磷等营养物质的吸收，强健身体；果醋中还含有丰富的维生素 C，维生素 C 是一种强大的抗氧化剂，具有防止细胞癌变和延缓细胞衰老的功效；果醋中的醋酸还能够增加胃肠蠕动的速度，促进消化液的分泌，提高胃液的浓度，促进消化吸收，排出身体的毒素。

饮酒前后喝果醋，能够促进胃液分泌，加快酒精在体内分解代谢的速度，扩张血管，提高肝脏的代谢能力，促使酒精从体内迅速排出。

值得注意的是，果醋的酸性比较大，容易腐蚀牙齿，喝完果醋后要及时刷牙。

糖尿病患者不适宜饮用果醋，因为果醋的含糖量比较高；正在服用西药的患者不适宜饮用果醋，因为醋酸会改变人体内局部环境的酸碱度，从而导致某些药物不能发挥良好的作用。

（3）一片鸭梨几滴醋，这是春季保肝明目的小窍门。将鸭梨去皮切成片，每片鸭梨上滴上一滴白醋后直接吃，1 天吃 10 片，潮汕人的保肝偏方就这么简单。无论大人还是小孩儿，只要肠胃没问题，都可以使用这个偏方。这是因为“酸甘化阴”，酸味是入肝养肝的，酸甘可以滋养肝阴。在干燥的春季，这样的吃梨方法，可以改善眼睛的酸涩和干燥，达到明目的作用。

3. 食醋排毒法的注意事项

现今生活中，越来越多的人信奉“醋”的养生之道，把醋当作第一保健品。但醋并非人人都适用，而且不能忽视醋的副作用。因人、因地、因时，科学合理地饮用食醋才有利于排毒，有利于身体健康。

（1）关于食醋的用量。成年人每天可以饮食醋 20 至 40 毫升，即使是米醋，最多也不可超过 150 毫升。老年人或者儿童以及各种疾病的患者可依据自己的体质情况减少分量。最初饮用食醋的人应该少量试服，不适用者要减少醋的分量，如仍然感到不适，则应该立即停服。

对于食醋排毒法，应该持科学的态度，饮用要适量，不要急于求成。

（2）关于食醋的服用方式。喜欢并且习惯饮用食醋的人可直接饮用食醋，饮用完用温开水漱口；怕酸的人可选择兑入 2 至 3 倍的温开水，稀释后再饮用，也可选择加入适量的蜂蜜。饮用食醋后应该及时漱口，以免损害牙齿。

（3）不适宜饮用食醋的人群。科学地饮用食醋，因为醋不适宜大量饮用。

患有胃溃疡，且胃酸分泌过多的病人，要避免饮用食醋。过量的食醋，会加强胃部环境的酸性，造成对胃黏膜的损伤，同时醋还会使消化器官大量地分泌消化液，使胃酸增多，从而导致溃疡加重。

痛风患者不适宜饮用食醋，因食醋为酸性，不利于血尿酸的排泄。

正在服用西药的疾病患者不适宜饮用食醋，因为醋酸会改变人体内部环境的酸碱度，从而使药物不能发挥良好的作用。

正在服药“解表发汗”的中药的患者不适宜饮用食醋，因为醋有收敛之性，当复方银翘片之类的解表发汗的中药与醋配合使用时，醋会促进人体汗孔收缩，还会大大破坏中药的生物碱等有效成分，干扰中药的发汗解表作用。

对醋过敏者及低血压者不适宜饮用食醋。食醋过敏则会导致皮疹、瘙痒、水肿、哮喘等症状；低血压者饮用食醋，则会出现头痛、全身无力等症状。

（4）关于食醋的保存方法。夏季饮用食醋的时候，要特别注意是否变质，如果发现食醋发酵，出现泡沫、腐败变味等情况时，立即停止饮用。可将食醋放入冰箱内冷藏，以免发酵、发霉、变质。

养护好肝脏，来一盘时令蔬菜

记得有一位李先生来找我看病。他告诉我说，他是一家公司的高管，工作压力非常大，每天神经都是紧绷的，而且脑袋从早到晚却是晕乎乎的，身体更是疲惫不堪。

就这样过了一段时间，李先生的身体便出现了状况，眼睛感觉火辣辣的疼，而且经常头晕，晚上失眠，甚至脾气也越来越暴躁。

当他和我说完这些情况之后，我并没有立即给他诊断，而是先想办法减轻李先生的思想压力，设法让他躁动的心先平静下来。我为李先生倒了一杯茶，之后就开始聊一些家常，后来自然就聊到了健康的问题。这个时候我才给李先生进行了检查。检查之后我告诉他，他的身体并没有太大的问题，只不过是因为春天阳气旺盛，要加强对肝脏的养护。但是李先生不仅没有加强，反而早已疏忽，从而导致肝火越来越旺盛。

其实一直以来我都认为，想要解决春天肝火旺盛的问题，不妨通过食疗的方法。大家知道，青色是入肝脏的，要想滋肝祛火那么必然少不了青色的食物。比如经常吃香椿、马兰头、荠菜、春笋等，这些食物都能够起到养肝护肝的功效。

但是我最青睐的青色食物还是蒲公英，我在每年的春天都会食用。有的时候用蒲公英煮粥，有的时候则做成菜肴。不知道大家有没有试过，用蒲公英做出来的菜肴不仅味道可口，而且还具有非常强的祛火效果。下面我就为大家推荐一款与蒲公英有关的菜谱：蒲公英炒猪肝。

原料：蒲公英、猪肝、料酒、精盐、味精、酱油、葱。

做法：

1. 把猪肝反复清洗干净，去掉里面的血水，切成薄片；

2. 将蒲公英洗干净，用开水焯一下，捞出来再洗干净，沥干水分，切成段；

3. 葱洗净，切成葱花；

4. 把锅烧热，放入适量的植物油，等到油热达到八成时放入猪肝爆炒；

5. 爆炒片刻之后放入料酒、酱油，等到快炒熟时放入蒲公英、味精、葱花、精盐调味即可。

蒲公英性寒，入肝经之后可以起到两方面的作用：第一是滋补肝阴，补充肝血，疏理肝气，可以有效改善肝气血不足、肝气郁结的状态；而另外一个作用就是清理肝火。

除此之外，在上述原料当中的动物肝脏也是养肝护肝的好帮手。根据中医以脏养脏的理论，动物的肝脏也是可以养护人体肝脏的。不仅如此，动物的肝还能够补充肝血，有效改善肝血亏虚的情况。

肝血充盈了，不仅有利于肝脏的健康，对其他脏腑也是非常有好处的。所以，春季养肝不妨适当吃点儿动物的肝脏，比如鸡肝、鸭肝、鹅肝、猪肝等。但是在这里我要提醒大家一下，食用这些肝脏之前一定要将肝脏内的血水彻底清洗干净。

除了通过饮食进行调理之外，我们还应该注意自身的心情调适，让自己每天都能够有一个好心情，这通常也是身体健康、精力充沛的必要条件。

特别是对于肝脏而言，是最忌怒的，因此我们在平时要尽量保持平和的情绪，尽量不要发怒，这样对于肝脏的养护很有帮助。我认为，让情绪平和的最好方法就是经常外出活动，散散心，这样不仅可以让心情舒畅，而且还能够借助户外的阳气达到以阳补阳的目的。

这样做，能把酒精伤害大大降低

中国有句老话："无酒不成席"。中国人，亲朋相聚、工作应酬都免不了跟酒打交道。不喝不行，喝多了身体又受不了，此时该如何把酒精对身体的伤害降到最低呢？

很简单，喝酒一定要把握量。

无论哪一种酒，适度饮酒量都是以酒精摄入量为准。世界卫生组织国际协作研究指出，正常情况下，男性每日摄入的纯酒精量应不超过 20 克，而中国现行的安全饮用标准是日酒精摄入量不超过 15 克，女性摄入量应该更少一些。关于酒精摄入量计算公式是这样的：饮酒量 × 酒精浓度 ×0.8= 酒精摄入量。

白酒的度数最高，一般可分为低度、中度和高度酒，米酒也是白酒的一种。低度酒不能超过 2 两，中度酒不能超过 1 两，而烈性高度酒最好不要超过 25 毫升，一旦超过这个饮用量，就会对胃、肝脏等器官造成影响，加大其负担。

现在市面上常见的原麦汁为 11 度的啤酒，其酒精含量为 3.7 度。啤酒的一天饮用量不要超过两听（相当于玻璃瓶的一瓶）。

在所有酒中，葡萄酒的度数相对较低。低度葡萄酒应控制在 5 两以内，高度的则不要超过 3 两，否则会伤害肝脏。

黄酒刚喝时感觉不到什么，但后劲足，黄酒的度数在 8−18 度之间；果露酒主要以水果为原料，其度数高低不等，保健酒也属于果露酒。饮用这两类酒时也要注意量的把握。

话虽如此，可一到宴席上，一二两总是难以过关，半斤八两甚至一斤也是常事。既然超过了安全饮用量，那如何做才能最大限度降低酒精对肝脏和神经系统的刺激呢?

1. 选择低度酒

通常，在同等量下，高度酒对肝脏等器官的损伤要大于低度酒，世界上蒸馏酒的酒度一般多在 40%vol 左右，因此在酒席上最好选择低度酒。

2. 白酒和黄酒温着喝伤害更小

在烫热过程中，甲醇、醛、醚类等有机化合物，会随着温度升高而挥发掉，同时乙醇也会挥发一些，使酒的浓度稍有降低，从而减轻对肝脏的伤害。

3. 饮用过程中多喝水

在喝酒前，很多人会吃解酒药，其实解酒药只能缓解酒后不适，并不能减少对肝脏的损伤。而靠饮食，则能降低损伤。首先，喝酒前要吃富含淀粉和高蛋白的食物垫垫底，但千万不要吃腊肉、咸鱼等，它会与酒精发生反应，更伤肝脏。其次，在喝酒时，要注意多喝白开水，只要有不喝酒的间隙，就最好喝水。或点杯西瓜汁，可以加速酒精从尿液中排出，减少肝脏负担。再次，喝酒要慢些，小口喝，一通猛灌不仅易醉，而且对呼吸道、胃等器官的损伤更大。第四，在喝酒间隙，不妨点个有萝卜的凉拌菜。萝卜能解毒，可减少对肝的损伤。最后，在餐后上果盘时，也许你已吃不下其他东西了，但西瓜要尽量多吃，帮助酒精排出。

倘若喝得不舒服了，甚至醉酒了，可以喝点蜂蜜水、果汁、番茄汁或芹菜汁，或吃点新鲜葡萄。将酒吐出去的方法也可行。先喝点白开水或醋水，然后用筷子刺激咽部，使一部分酒精吐出，也能减少对身体的损伤。

选好下酒菜，减轻肝伤害

曾经有一位小伙子在泰国旅游的时候，吃了很多榴梿，之后又喝了酒，结果引发心脏病猝死，年仅 28 岁。而且，新闻里还提到，泰国有明确规定，使用大量榴梿后，8 小时之内是不能饮酒的。一口榴梿一口酒，不要以为这样很爽，一不小心可能命都丢了。这榴梿加酒，怎么就变成了夺命砒霜了呢?

因为榴梿含有硫的化合物，这种物质能够使乙醛脱氢酶的活性降低 70% 以上，也就是说不能把酒精完全代谢成对人体无害的乙酸。饮酒之后，正是因为人体分泌了乙醛脱氢酶，酒精才能被消化，进而排出体外。可是榴梿却抑制了这种酶的产生，吃完榴梿再喝酒，人就更容易喝醉，甚至引起酒精中毒。

事实上，喝酒吃菜非常有讲究，吃对了，能把酒精的伤害降到最低，吃不对，身体就会备受其罪。

那么，什么菜适合下酒，什么菜不适合呢?

1. 适合下酒的菜

（1）家常豆腐、清炖鸡。空腹饮酒最不好，因为这样会使酒精迅速流入肠中被吸收，使人很容易醉倒。如果胃中有食物，为了消化食物，胃的幽门部收缩，酒精到达十二指肠的时间就会延长。

由于蛋白质和脂肪在胃内停留的时间最长，因而最适合作为下酒菜，不过摄入过多脂肪容易导致发胖，故最好选择瘦肉、鸡肉、豆制品、蛋、奶酪等蛋白质含量高的食品做下酒菜。

任何酒都含有乙醛，乙醛是一种有毒物质。而豆腐中的肮氨酸是一种重要的氨基酸，它能解乙醛之毒，使其排出体外。因此，人们在饮酒时或饮酒后吃点豆腐是大有好处的。

肉类和大豆中的胆碱，以及海鲜中的牛磺酸等，能够预防肝脏中的酒精变成脂肪蓄积。因此，含有均衡氨基酸的高蛋白食品，如家常豆腐、清炖鸡、烧排骨等，是当之无愧的理想下酒菜。

（2）糖醋类菜肴。酒的主要成分是乙醇，进入人体在肝脏分解转化后才能排出体外，这样就会加重肝脏的负担。而糖、醋对肝脏及血液循环有一定的保护作用，因此做下酒菜时，最好有一两款甜味菜，如糖醋三丝、桂花莲藕、拔丝山药、拔丝苹果、糖醋鱼以及糖醋里脊、糖醋花生米等。

（3）香菇油菜。酒精有利尿作用，大量饮酒与频繁排尿可出现钾、钠、镁等无机盐的丢失，而表现酸中毒、酒精中毒等症状。若能吃些凉拌海带、香菇油菜、拔丝香蕉等，既可稳定水、电解质和酸碱平衡，又可防止酒精中毒。

（4）蒜蓉蒸扇贝。贝类营养均衡，在饮酒后和宿醉时使用，其解酒功能十分突出，其所含有的牛磺酸与肝汁酸结合后，能够活化肝脏的解毒作用。以扇贝为例，它的蛋白质含量可以与鸡蛋相提并论，而且，由于含有均衡的必需氨基酸，不会对肝脏造成负担，能够促使肝脏恢复功能。

（5）咖喱菜肴。咖喱类菜肴中都含有姜黄，可增进食欲。在中国和印度，姜黄是传统的草药，自古就作为治疗黄疸、肝脏和肠胃的药而被使用。姜黄中含有姜黄色素，它具有解毒、促进胆汁分泌的作用，咖喱类的菜肴，如咖喱鸡、咖喱牛肉等，对于因酒精造成的肝脏损伤非常有效。

2. 不适合做下酒菜的食物

（1）胡萝卜。胡萝卜所含的胡萝卜素与酒精在肝脏酶的作用下，会生成有毒物质，危害健康。

（2）凉粉。因其在加工过程中要加入适量白矾，而白矾具有减缓肠胃蠕动的作用，用凉粉佐酒则会延长酒精在胃肠中的停留时间，因而增加人体对酒精的吸收，同时也增加了酒精对胃肠的刺激，减缓了血流速度，延长了酒精在血液中的停留时间，促使人醉酒，危害健康。

（3）熏腊食品。因其含有较多的亚硝胺和色素，与酒精产生反应，不仅伤肝，而且损害口腔、食道与肠胃黏膜，还会诱发癌症。

烧烤加啤酒，伤肝没商量

夏天，很多人喜欢和亲朋好友到大排档聚会，边喝酒边吃烤串，其乐融融。然而，在饮酒时用烧烤食品做下酒菜，这种吃法对健康不利。在烧烤过程中，不仅食物中蛋白质的利用率降低了，同时还会产生致癌物质苯并芘。而且，肉类中的核酸经过加热分解产生的基因突变物质，也可能导致癌症的发生。当饮酒过多而使血铅含量增高时，烧烤食物中的上述物质与其结合，容易诱发消化道肿瘤。此外，夏天由于酒的饮用量大，诱发这种疾病的概率往往更高。而肝脏，作为身体重要的解毒器官，和大多颇具毒性的烧烤自然紧紧地联系在了一起。

首先，烤制肉制品，温度无法控制，导致肉的温度过高，特别是因为夹杂有脂肪，高温下滴油，与高温炭火产生反应生成强致癌物苯并芘，而肉中所含的蛋白质在200摄氏度以上也会产生的杂环胺也属于强致癌物，对直接食用者身体健康造成较大的危害，被烟雾笼罩吸入后也会造成巨大的健康隐患。

再者，很多人在烧烤时喜欢加一些蔬菜烧烤，例如烤茄子、辣椒、韭菜等，殊不知原本蔬菜些许的防癌排毒的功效，烤焦后反而也是危害多多

（相信吃过的朋友肯定知道，以青椒为例，烤后表面通常会有焦褐色，即烤煳的现象）。以上的有毒物质进入体内后，都需要肝脏的超负荷运转进行解毒，这对肝脏的伤害是显而易见的。

第三，过凉很伤肝。尤其在炎炎夏季，一杯冰啤酒下肚，瞬间的凉爽也让我们身体的各个器官运动缓慢，让其工作状态在冰爽下变得更加吃力。尤其是我们的肝脏，正在加大马力来解毒，热汗淋漓地大干特干，此时一瓶冰啤浇下，不说肝脏，换谁也受不了这种两重天的刺激，从而引发肝脏疾病的可能性也就越来越大了。

所以，吃烧烤喝啤酒的危害是极大的，大家不能掉以轻心，应该少喝啤酒，烧烤食品也不宜多吃，尤其是对于一些乙肝病毒携带者、脂肪肝病人等，更不能乱吃。

在这里，为那些无法完全舍弃烤肉的人想出一些折中的办法，比如在吃肉时去除烤焦的部分再吃可以减少患癌风险，或者在把肉放上烤架前先用微波炉对肉加热几分钟，烘干肉汁，以减少可形成致癌化合物的中间物质。

第五章
护肝要护胆，胆好肝才好

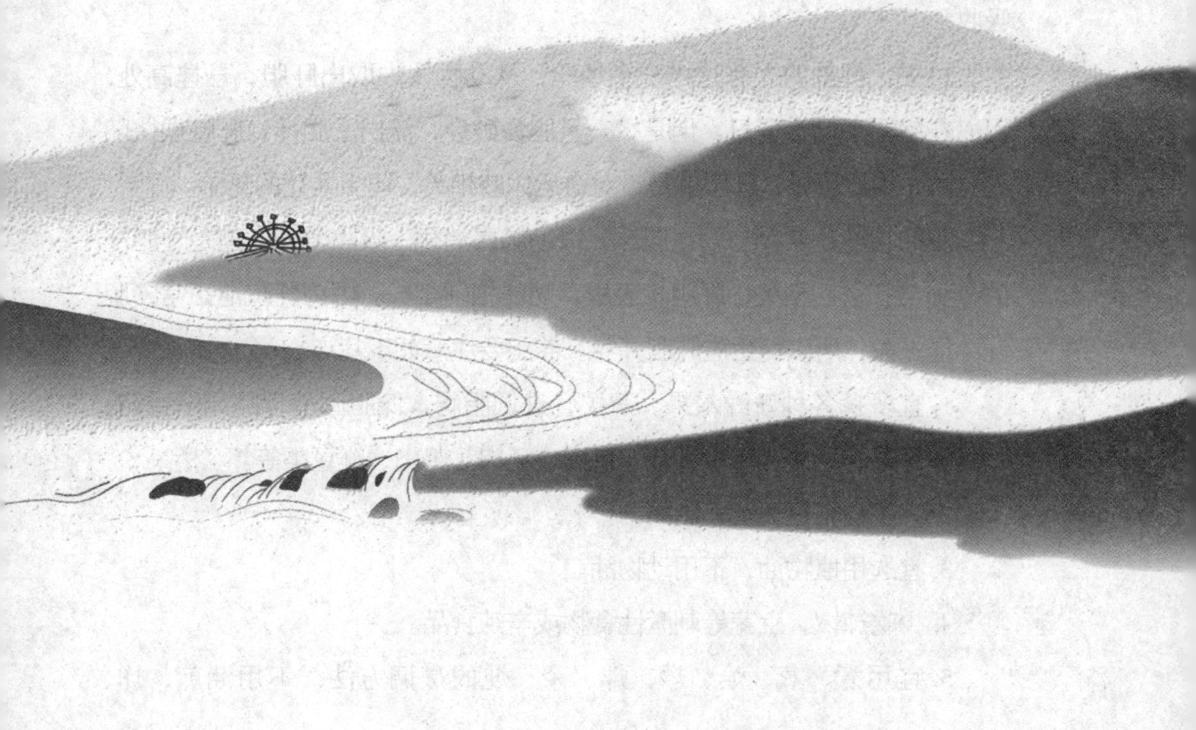

肝胆相照，胆好肝才好

肝胆互为表里；所以，成语里有“肝胆相照”一说。从中医的角度来看，胆非常重要，因为“十一脏腑取决于胆”所以，养肝应从养肝胆开始。

从西医解剖学的角度直观地说，肝位于人的腹腔，横膈之下，右肋之内。胆位于右肋下，是一个梨形的中空囊状器官，通过筋膜依附在肝的短叶间，胆汁由肝的精血化生，贮藏在胆囊里，进餐后，在肝气的疏泄作用下，分泌胆汁，经过脾胃，并注入十二指肠里，以促进食物的消化和吸收。

过去，解剖的人有这样一个经验，从动物体内取出肝胆，悬挂高处，可以在室温下储存多日。但是，一旦胆囊破裂，流出了胆汁，肝脏很快随之腐败，由此可见，肝胆就是一对命运休戚相关，同生共死的兄弟。

胆的功能是贮存与输送胆汁，以助肠胃消化、吸收营养。但是，胆汁的分泌与肝密切相关，肝胆相表里，功能相辅相成。因为肝疏泄正常，胆汁才能充盈，所以养生应肝胆并养。养胆要注意如下几点。

1. 宜多食各种新鲜水果、蔬菜，进低脂肪、低胆固醇食品如：香菇、木耳、芹菜、豆芽、海带、藕、鱼肉、兔肉、鸡肉、鲜豆类等。

2. 宜多食干豆类及其制品。

3. 宜选用植物油，不用动物油。

4. 少吃辣椒、生蒜等刺激性食物或辛辣食品。

5. 宜用煮、蒸、烩、炒、拌、汆、炖的烹调方法，不用油煎、炸、烤、熏的烹调方法。

6. 平时喝水时，捏少许山楂、沙棘、银杏、绞股蓝草放入水杯中当茶饮用。

7. 子时前入睡最养胆。

子时对应 23:00~1:00，胆经最旺，子时前入睡是对胆经最好的照顾。相当于一年中的冬至日，阴气最重渐衰而阳始生。此刻睡眠最顺应天时，最需安静，最宜安然入睡，此时睡好，才能胆清脑清。熬夜者会觉得此时特别精神，那是阳气生发，长期下去就就会阴阳失调。

除了上述注意事项以外，爱护肝胆还应该注意多饮水，多活动，适当参加一些体育锻炼，增强体质，避免过度劳累及经常熬夜，保持一种平和的心态，避免烦躁易怒。调节情志，中医学认为，情志不调，肝气郁结，疏泄失职，胆汁郁滞是形成结石的一个主要因素。保持一个愉快的心情，人的气体通畅，气血调和，肝的疏泄正常，胆汁就不易“潴留”。

吃对喝对，胆不受罪

胆道疾病与饮食有密切关系，所以养“胆”的前提是饮食，只有“吃得好”，肝胆才会好。

1. 多饮水

多饮水能稀释胆汁，使胆汁不易形成胆结石，还能在胆石形成初期将胆石前期物质或小胆石冲刷进入胃肠而排泄掉，就可以防止胆结石的发生。一个成年人，每天应保证饮水量达到 1500 ~ 2000 毫升（约 7 ~ 8 杯），以稀释胆汁。

2. 饮食清淡易消化

大量摄入脂类食物，会改变胆汁成分，使胆固醇与胆色素含量增加，脂肪代谢也易发生紊乱，胆汁浓缩、胆囊收缩功能也降低，易形成结石。而容易消化的食物能减轻胆囊等消化器官的负担。容易消化的食物有面食、豆浆、玉米粥、蛋类、菠菜、小白菜等油性少的食物。

3. 定时进餐

人体都有生物钟，所以进餐时间要固定。并且餐间不能吃零食，防止胆囊不断受到刺激而增加胆囊收缩和胆汁分泌。

4. 饮食不宜过饱

暴饮暴食，会使胆囊过度收缩，使胆汁分泌增多而增加胆囊负担，可诱发炎症和绞痛。

5. 早餐一定要吃好

不吃早餐会导致空腹时间过长，而空腹时胆汁分泌减少，胆汁中胆酸的含量随之减少，而胆固醇含量不变。长此以往，胆汁中的胆固醇就会处于饱和状态，使胆固醇在胆囊中沉积，形成结晶，使胆固醇结石越结越大。

6. 甜食不要吃太多

糖摄入过量，会增加胰岛素的分泌，加速胆固醇的积累，造成胆汁内胆固醇、胆汁酸、卵磷脂三者之间的比例失调。

7. 辛辣食物要少吃

刺激性食物、浓烈的调味品如辣椒、胡椒、咖喱、芥末等，均可促进胆囊收缩，使胆道括约肌不能及时松弛，造成胆汁流出不畅，从而诱发胆囊炎急性发作。

8. 护胆食物可多吃

鱼类含有多种不饱和脂肪酸，可以促进中性类固醇和胆汁酸的排出；豆腐及少油的豆制品中含有大豆磷脂，具有很好的消除胆结石的作用。

情志失调，胆病来找

大家也许并没有注意，往往有两种人容易在胆上出问题：

一类人脾气火爆，遇火就着，容易和人争吵，抬杠，这类人经常肝火旺盛，肝火上冲。

另一类人内向，脾气好，不爱与人交流，遇事闷在心里，经常处于压抑郁闷的状态，久而久之，形成了肝气郁结。

胆附于肝，抑郁恼怒伤肝，肝气郁结，疏泄不利，胆汁不能正常分泌排泄，阻滞于胆道，横逆犯胃，胆汁上溢而使人发病。

情志养生就是要通过自己的修养、自己的爱好、自己的锻炼来改变不健康的行为方式和不健康的情绪，针对两种不同的类型，选择适合自己的调整方法。

对于第一种人，需要降燥、制怒，多去大自然，舒缓自己的情绪，多听听轻音乐，养些花草鱼虫，在欣赏中陶冶自己的情操，使过盛的肝火疏泄。在饮食上，应该多吃酸、苦的食物，以配合情志养生。

对于第二种人，需要适当的张扬来发泄自己的情绪，多与人沟通。内向的人往往通过运动，尤其是无氧运动可以改善自己的郁闷情绪，可以踢球、单杠、双杠、哑铃、爬山等。也需要多去大自然，看看蓝天白云，看看鸟飞，听听虫鸣，使自己郁结的肝气得到舒解。在饮食上，可以多吃些香的、辣的，以帮助刺激自己的情绪。

总之，养生的首要任务就是情志养生，通过情志养生许多疾病可以得到预防，对于肝胆来说尤其如此。

吃火锅要当心招来胆囊炎

寒冷的冬天，很多人都喜欢吃火锅，殊不知吃火锅也会吃出胆囊炎，胆囊炎是发病率较高的一种疾病，表现为右上腹剧痛或绞痛，吃火锅一般都容易吃多，进食量会比平时大，而且吃的荤食也多，这样会让胆汁异常分泌从而引发胆囊炎。

火锅是人们喜爱的一种饮食方式，尤其是冬天，被更多人喜爱和选择，一家人坐在一起，围着一个火锅，一边热火朝天地聊天，一边品尝着热腾腾的鲜嫩的食品，真是一种天伦之乐，更是一个温馨幸福的画面。春节期间，也一定有很多家庭选择吃火锅，越是寒冷的天气，火锅就越受欢迎。

其实，人们喜欢吃火锅主要是喜欢吃肉类，因为其他的烹饪方式做出来的肉类会比较硬比较老，因此，很多饭店为了满足人们吃鲜嫩的习惯，加上了嫩肉粉，但是这种东西吃多了，对身体的健康还是有伤害的。所以，还是少吃。而火锅做出的肉类非常的鲜嫩，口感极好，所以，火锅就成为人们吃肉很好的选择。

可是任何食物都要掌握一个度，过度也不好，火锅吃得适量就好，如果吃得过多，就会增加胆囊炎的概率，这又是为什么？吃火锅主要是吃肉，因为肉鲜美，往往吃火锅就会摄入过量的肉，就连平时吃肉不是很多的人，一旦吃火锅，所摄入的肉量就会是平时的 4 ~ 5 倍。而且，是一次性不间断的，这样就会造成胆囊的负担过重，因为肉类大部分都是脂肪含量高的食物，一时间胆囊很难消化这样的食物，所以，就非常容易诱发胆囊炎。

四川、湖南等地，还经常吃一些牛油火锅或者非常辛辣的火锅，这些更容易增加胆囊的负担，如果平时就有胆结石的人一定要少吃这样的火锅。胆囊虽小，但是它的作用非常大，如果没有胆囊，对脂类食物消化就会障碍，而且，有一句话说得好：肝胆相照，一旦胆囊没有了，势必会增加肝脏的负担和压力，会对健康带来伤害。

另外，寒冷刺激，也是诱发胆囊炎的一大因素。有胆囊炎病史的人常说“我在饮食上很注意，为什么天忽冷忽热的时候，还是经常感觉不舒服呢？”这是因为，寒冷同样是胆囊炎的诱发因素之一。天一冷，就会使人体的神经调节功能发生紊乱，使胆汁成分改变、胆汁分泌增多，这就容易诱发胆囊炎了。所以，这个时候过食油腻或者暴饮暴食都很危险，容易伤到胆，有胆结石的人，特别是有过胆囊炎发作的人，更是如此。

小张在单位体检时，发现有轻微的胆囊炎，但由于平时没有明显疼痛等症状，所以他一直也没太在意。前几天，他与朋友聚会吃火锅。喝着冰啤吃火锅，当时感觉颇爽。谁想到了晚上就感觉腹部疼痛，到了下半夜，不仅疼痛加剧，而且还出现恶心、呕吐等症状。当时家人以为是食物中毒，将他急送到医院。谁想，经B超检查发现，他竟是急性胆囊炎发作！

火锅是秋冬季的饮食“宠儿”，但油腻的火锅汤底，牛羊肉等动物类食品所含的饱和脂肪、胆固醇等会加重胃肠、肝胆、胰脏等器官的负担。因此，火锅虽好吃，但并非所有人都适合吃，尤其是慢性胆囊炎患者或有胆囊结石等病史者，一定要注意饮食，最好少吃火锅。即使是健康的市民，平时吃火锅时也要注意清淡些，尽量避免高脂肪类火锅，最好配以比较清淡的锅底，加上各种新鲜蔬菜。

另外，吃完火锅还可以吃点三黄片，让“火”一“泄”了之。也可以喝一些茶，这样可以有助于脂类食物的消化和排出，茶可以减少脂类物质在肠道的吸收。

不吃早饭，过分素食，小心胆结石

近年来，因人们饮食结构和生活方式发生改变，胆结石的发病率逐年升高。我国成年人胆结石发病率大概为10%，中年妇女甚至高达15%。好发人群多集中在中年女性、体型肥胖、不吃早饭、喜欢吃油腻食品、多次妊娠、慢性肝病人群。

虽然胆道疾病的成因很复杂，但医学界目前比较公认的高危险因素主要有三个。

其一，不吃早饭、不定时吃饭，以致胆囊长时间不收缩；

其二，高胆固醇饮食；

其三，为糖尿病以及门脉高压等疾病所引发。

不吃早饭，这对于现代人来说可能是较为常见的事儿。特别是冬天的时候，气候转冷，许多人宁愿多睡一会儿也不愿意早点起来吃早餐。殊不知，不吃早餐者胆结石的发病率大大高于饮食有规律者。经常不吃早餐，会使胆汁中胆酸含量减少，胆汁浓缩，胆囊中易形成结石。所以奉劝大家，不要因为早上赶着上班或者赖床而不吃早餐。早餐最好吃一个鸡蛋，一方面补充了人体所需的营养，另一方面鸡蛋可以促使胆囊定时收缩排空，减少胆汁在胆囊中的停留时间，达到预防胆结石的目的。睡前最好喝一杯牛奶，刺激胆囊排空，这样经过一夜，胆汁就不会在胆囊郁积浓缩，从而避免了胆囊内小晶体的形成，同样可以预防胆结石。

那么，日常生活中应注意哪些方面可以减少胆石症的发生呢？

1. 养成良好的饮食习惯，生活要规律，做到一日三餐均衡饮食，使胆汁分泌保持正常。此外，还要多饮水，可以稀释胆汁，不使过分浓缩。不要过食高蛋白、高脂肪饮食，防止过度肥胖等。

2. 要适当增加运动，久坐久卧会使胆汁在胆道内运行缓慢，而胆汁滞留又为结石的产生创造了条件。

3. 保持乐观开朗的情绪。情绪不佳，肝气郁结是导致胆结石的主要原因之一。乐观开朗的情绪能调整机体的新陈代谢，使各脏器功能发挥正常。因此对预防胆结石的发生极为有利。

4. 积极防止胆道感染，有蛔虫者需行有效的驱虫治疗。

引起胆结石还有一个重要原因，那就是过分素食。

现代人的食物极大丰富，大鱼大肉的膳食，导致高血压、高血脂、高血糖等问题越来越普遍，素食主义的风气越来越盛行。从现代人的生活习惯来看，多吃素食少吃荤食是有好处的。但长期只吃素食也是不可取的，长期只吃素食会导致营养不均衡，甚至吃出疾病来。

我有个远房侄女，27 岁，是个非常优秀的女孩，略微遗憾的是，她身高 160cm，体重却达到了 120 斤。所谓爱美之心人皆有之，于是从去年夏天开始，她下决心减肥，每天只吃素食，我劝过她，说这样会伤肝胆，可她并不以为然。就这样素食了半年，体重的确是下来了，减至 100 斤。

她父母给她物色了个对象，约好春节见面。年初二她和小伙子见面，双方都非常满意。年初四全家在亲戚家拜年吃完晚饭后，她开始感到右上腹隐痛了，当时她没在意，心想可能连轴转拜年累的。可是回家躺下后疼痛依然没有减轻，阵发性加重，并放射至右肩背部和右肩胛骨下角区。第二天早晨醒来，开始恶心呕吐、大汗淋漓，疼痛加重，家人连忙将其送到医院就诊。经 B 超检查，这孩子胆囊有 2 个枣核样大小的结石，最后做了手术，才康复出院。

女性为了拥有一个更好的身材，可以对自己有一个很严格的膳食规定。但长期只吃素食是不可取的。

人体内胆汁主要由肝脏产生，胆囊就像一座水库，起储存浓缩胆汁的作用。人们进食，特别是进食油腻食物后，食物进入胃中刺激胆囊收缩，引起胆汁分泌，促进食物消化吸收。长期以素食为主，含纤维素类食物影响胆汁的分泌与浓缩，使胆汁长期在胆囊淤积。尽管切除胆囊后对大部分人没有什么明显影响，但不调整饮食，仍容易再次产生肝内外胆管结石。

长期素食除了会导致胆结石以外，还可以导致高血压。饮食中肉类和蛋类，可以增加血管的营养，保持血管良好的弹性。严格的素食主义者，一点肉都不吃，拒绝一切动物蛋白和脂肪的摄入，其结果是血管弹性变差。因高血压、高血脂而不敢吃肉的患者，血液中的血脂如果偏高，是可以用药物驱除的。假如血管弹性变差，就很难恢复了，而血管弹性差的结果会导致血压居高不下。

此外，女性经常食素，会对体内激素分泌造成破坏性影响，严重的甚至可能导致不孕。一些女性因为减肥的关系，机体脂肪比例过少，或者短期内体重下降过快，都会导致雌激素水平不足，出现月经紊乱甚至闭经，卵巢也不排卵了，宫颈黏液也不那么多了，受孕的概率可能会下降。同时，纯素饮食者更容易出现缺钙、铁和维生素 B12 的问题，一方面让纯素饮食者本身增加了发生骨质疏松、缺铁性贫血、巨幼红细胞性贫血等疾病的风险，另一方面作为孕妇也不利于胎儿的生长发育。

饭别吃太饱，觉别睡太晚

古代养生家讲：“睡觉为养生之首，一夜不睡，百日补不回来”。并认为，经常夜里睡得过晚会伤胆气，严重者会患抑郁症。《黄帝内经》云：“气以壮胆。”“十一脏腑取决于胆”人体五脏六腑之气都取决于胆，取决于胆气的生发，如果胆气能够生发起来，身体就不会受到影响。23点至子夜一点是子时，胆经最旺。人在睡眠中蓄养胆气，不睡觉就会消耗胆气，严重者出现“抑郁症”，做事也会缺乏胆量。

子时不睡，除造成胆汁新陈代谢不利外，还可造成贫血、供血不足。胆虚上不明目，血虚下不养筋，形成目倦神疲、腰膝酸软之症。肝胆在五形中为青色，子时不睡面色易返青、丑时未睡面色则易铁青。肺在无形中为白色，寅时未睡面色就易青灰。

另外，中医理论还认为：“胆为中正之官，五脏六腑取决于胆。”胆又为少阳，“少阳不升，天下不明”。如果晚上不能及时睡觉，或睡觉质量不好，第二天少阳之气没有升起，人就易困乏，没有精神。

对于人体而言，最佳睡觉时间应该是亥时（21 ~ 23点）至寅时（3 ~ 5点）末，也就是在21点睡下，早晨5点起床。亥时三焦经旺，三焦通百脉，此时进入睡眠状态，百脉可休养生息，可使人一生身无大疾。百岁老人有个共同特点，就是亥时睡，寅时起。可惜现代人很少能够做到，所以大街上脸色红润的人越来越少。

另外，需要注意的是，晚饭要尽量早吃，而且不要吃得过饱，要清淡一些，避免油腻。因为吃饭晚了，又吃得非常饱，饭还没有充分地消化完就要睡觉了。睡觉的时候血液循环都会减慢，胃里还有大量没有消化完的食物就会让胃得不到足够的气血来工作，而且胃也不能够充分地休息，因为胆汁要参与消化，这样还会连累肝胆跟着受累，长期这样，就会形成胃病和肝胆结石疾病。

晚餐吃得太多，特别是同时酗酒或高脂肪饮食者，更易诱发急性胰腺炎。表现为上腹部疼痛，阵发性加剧，并可放射至左腰、左肩和左臂，还常伴有恶心、呕吐，如果不及时救治可危及生命。有的人会在睡眠中突发急性胰腺炎并致休克，因无人知晓其发病而无法及时进行抢救，直至死亡。如果有胆管结石、慢性胆囊炎、胆管蛔虫症病史者，在晚餐时暴饮暴食也容易诱发急性胰腺炎。

所以晚饭要早点吃，距离睡觉最少要有两个多小时的时间。

第六章
四季养肝有讲究，一年都要护好肝

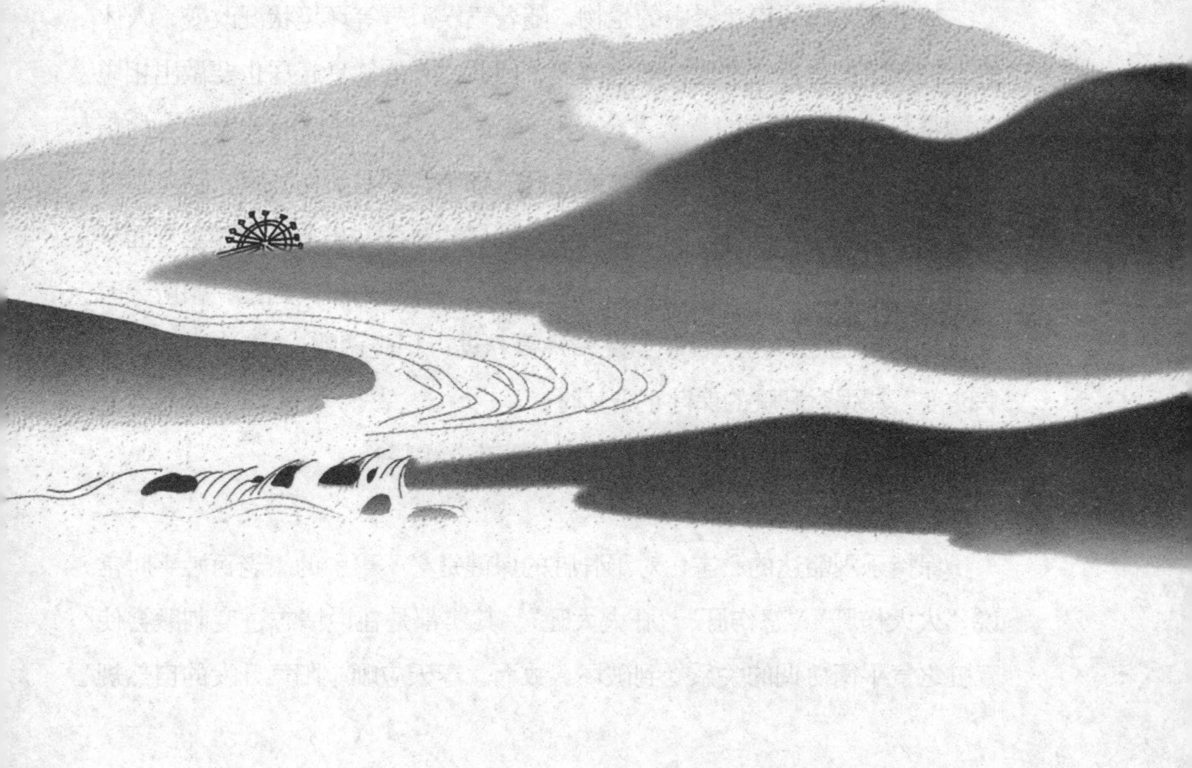

春季养肝，心需静而身需动

“春养肝，夏养心，秋养肺，冬养肾”。春季万物复苏，到处都是勃勃生机，而此时，也是调养五脏的最佳时机。中医上认为，春属木，入味为酸，对应五脏为肝，顺应自然界生长生发之规律，春季是补养肝脏的最佳季节。

春季是养肝护肝的最佳时节，也是肝病的多发时节。如果不注意情志调摄，肝气抑郁，则会生出许多病来。如情志不遂，肝阳上亢，血压升高，有心脑血管病者还容易发生中风。所以每到春天，发生肝病或肝病复发的病人就会较其他季节多。

基于此，作为自然界中的生物，随着气候节气等环境状况改变，人体的五脏六腑的运行状态也会随之改变，因此，人的饮食起居也要做出相应的调整，这就是所谓的“天人合一”。在春天，肝气旺盛而升发，人的精神焕发。可是如果肝气升发太过或是肝气郁结，都易损伤肝脏，到夏季就会发生寒性病变。此外，中国近五千年灿烂的医药文化在保健养生方面早已精辟地提出了“上工治未病、不治已病”等经典思想。因此，顺应天时变化，对自己的日常饮食起居及精神摄养进行相应调整，“未病先防，有病防变”加强对肝脏的保健正当其时。

那么，该如何在起居饮食方面进行调节养生呢?

1. 心静

保持乐观豁达的心态，对于肝脏的保健是必不可少的。老百姓平时常说“火大伤肝”“怒伤肝”“肝火太旺”，其实都是在说情志过度刺激会使五脏之气平衡协调的关系受到破坏。故而，春天应顺应阳气升发的自然规律，方可使肝气顺畅条达。这就要求大伙儿要学会自我调控和驾驭好情绪，心胸开阔，遇到不快的事要戒怒，并及时进行宣泄，防止肝气郁结。平时要培养乐观开朗的性格，多些兴趣爱好——在《寿亲养老新书》里载有十乐：读书义理、学法帖字、澄心静坐、益友清谈、小酌半醺、浇花种竹、听琴玩鹤、焚香煎茶、登城观山、寓意弈棋。清代画家高桐轩也有耕耘之乐、把帚之乐、教子之乐、知足之乐、安居之乐、畅谈之乐、漫步之乐、沐浴之乐、高卧之乐、曝背之乐。现代人应多学学古人的“十乐”，对春天养肝大有裨益。

从中医的角度上说，心静，神安，肝气就会柔畅通顺，促进气正常运作。若心神躁动不安，精气耗损，器官就会早衰。清静养神指的就是思想上要保持开朗、乐观，七情不能过激，春季养肝的时候要特别注意制怒，因为怒伤肝导致的不良影响诸多。

所以春季时，一定要懂得控制自己的情绪，怒从心头起，或是想要与人争吵的时候，一定要及时提醒自己，用理智去控制自己的怒气。最好将积聚、抑郁在心头的不良情绪通过适当方法发泄出去，尽快恢复到心理平衡状态。让自己变得更加积极、开朗，保持精神上的愉快。

2. 身动

万木吐翠的春天，正是采纳自然阳气养肝的好时机，而运动则是绝好的方法。

春季时抽时间到郊外踏青，做做广播体操，练练剑法，舒展全身的筋骨、肌肉，让全身融入自然界中，符合春季养阳的道理。坚持不懈，利于保持机体正常新陈代谢，利于肝脏疏泄。并且，运动可以促进全身血液循环，避免血液黏稠度上升，血脂上升，以及血管硬化，可以间接促进肝藏血、造血功能。

不过在春季锻炼方面，还要给大家提一些建议。

首先，锻炼不宜过早，春天早晨雾气较重、温度较低，各种细菌在春季正处于活跃的繁殖期，很容易弥漫在空气中，加上如果粉尘较多、又遇雾天的话，则不适合锻炼。最好等太阳升起来后（上午八九点钟）再开始锻炼。

此外，春季锻炼不可过猛，因为人的肌肉和韧带还比较僵硬，如果运动前没有做好充分准备，很容易扭伤。准备活动可选择步行、跑步等全身运动，帮助打开全身肌肉。还要注意运动的时间和强度，节奏比较慢、运动量不大的运动方式比较合适，比如慢跑、散步、太极、爬山、放风筝等，注意调节好自身节奏，科学运动。

春季养肝还要讲究劳逸结合，适当的运动配合高质量的睡眠。适量的运动可以增强体质，促进人体血液循环，改善机体代谢，增强抵抗力，改善肝脏的调节机能，放松心情，使肝气条运。

春季进补，来几款补虚明目养肝汤

春季乍暖还寒，天气变化多端，各种病毒也在此时迅速繁殖，感染病毒会削弱肝脏、器官功能，所以应适当服用有扶助正气生发、补益元气的补品，如人参、红参、西洋参等，吃一些具有滋补之功的食物，如牛奶、豆浆、蜂蜜等，进而达到补虚损、强身益肝的目的。

《杏林箴言》有云："春令进补有诀窍，养肝明目是首要。"春季易使肝旺。肝开窍于目，若肝血不足，则易使两目干涩，视物昏花。所以给大家推荐几款养肝的汤，不妨有空煮来食补养肝。

1. 清炖鸡汤

用料：鸡肉块 600 克，姜片少许，水 120 毫升，香菇 3 朵，枸杞一小把。

做法：鸡肉块放入沸水中汆烫去血水备用。放入鸡肉块、姜、葱段、香菇，大火炖。烧开后，放料酒，加入一点点醋，去腥，也能促进钙质发挥。以及把备好的枸杞一起加入，小火2小时煨烂，出锅时加入盐调味即可。

功用：安神、温中，滋养肝血。

五禽中，鸡应于肝，所以鸡汤滋养肝血、肝阳的效果非常好。我们平常见到一些女性坐月子时都会喝鸡汤，就是这个道理。

2. 丹参黄豆汤

用料：丹参10克，黄豆50克，蜂蜜适量。

做法：丹参洗净放砂锅中，黄豆洗净用凉水浸泡1小时，捞出倒入锅内加水适量煲汤，至黄豆烂，拣出丹参，加蜂蜜调味即可食用。

功用：补虚养肝，活血祛瘀。适用于慢性肝炎、肝脾肿大者调补。

丹参味苦微温，功能活血去瘀，安神宁心，排脓止痛。现代医学研究证实，丹参能够有效地提高机体超氧化物歧化酶活性，机体对自由基的清除能力增强，减少细胞、组织、脏器的变性和破坏。

黄豆性甘，性平，功能健脾宽中，益气和中，生津润燥，清热解毒。黄豆中的磷脂可除掉附在血管壁上的胆固醇，维持血管壁的软化并可防止肝脏内积存过多的脂肪。黄豆含大豆异黄酮，可增强巨细胞功能，使脾脏生成免疫球蛋白的作用增强，外周血淋巴细胞含量增多。这些都有利于补虚养肝。

3. 杞枣鸡蛋汤

用料：枸杞子30克，红枣10枚，鸡蛋2个。

做法：枸杞子洗净沥干，红枣洗净去核，一起放于砂锅中，加清水适量烧开后，加入鸡蛋煮熟，调味即可，分两次食用。

功用：补肝肾，健脾胃，滋阴润燥，养血除烦。适用于肝肾亏损、脾胃虚弱者以及慢性肝炎、肝硬化患者。

枸杞子味甘，性平，功能滋补肝肾，益精明目；红枣能补中益气，养血安神，并具有增强免疫力及抗氧化等作用。

4. 生地天冬猪肝汤

材料：生地 50 克、天冬 25 克、鲜菊花 10 朵、陈皮 1 个、猪肝和猪瘦肉各 150 克。

做法：生地、天冬、鲜菊花、陈皮洗净，稍用清水浸泡；猪肝、猪瘦肉洗净切成薄片状，用酱油、生油、食盐腌 15 分钟。先把生地、天冬、陈皮放入锅中，加入清水 500 毫升，文火煲滚 30 分钟后，再放入猪肝、猪瘦肉、菊花瓣，滚至猪瘦肉熟，调入少量食盐和生油便可。猪肝、猪瘦肉捞起拌酱油佐餐用。

功用：略带药材特有甘、涩气味，但不失清润可口，具养肝舒肝的功效。同时也适宜肝血不足、肝气郁结、视物不清、心烦失眠、口干口苦、毛发不泽或白发早衰等。

春季饮食宜清淡，别让肝火太旺

春天是万物齐发的季节，人体各脏器也频繁活动起来。趁势养肝可避免暑期的阴虚，而过于补肝又怕肝火过旺，再加上春季风大雨少、气候干燥，容易上火。肝火过旺则容易肝胃不和，所以春天人容易上火，出现舌红苔黄、口苦咽干、口唇生疮，牙龈肿痛等，因此饮食宜清淡，忌油（油炸食品）腻、生冷及刺激性食物。可适当配吃些清解里热、滋养肝脏、补脾润肺的食物。

1. 豆芽

豆芽菜有清热功效，最适合此时吃，能帮助五脏从冬藏转向春生，有利于肝气疏通、健脾胃，吃时应尽量保持其清淡性味和爽口特点。不过，豆芽菜最好随买随吃，放进冰箱冷藏要装入塑料袋密封好，且不宜超过两天。

2. 春笋

春笋的味道清淡鲜嫩，含有丰富的植物蛋白以及钙、磷、铁等营养元素，因其高蛋白、低脂肪、多粗纤维素而备受人们青睐，经常食用有滋阴、益血、化痰、清肝明目、助消化、防便秘的功能。

3. 小麦胚芽

小麦胚芽不仅是营养价值很高的食物，也是能防病治病的药物。小麦性凉、味甘，有养心益肾、和血润燥、健脾厚肠、除烦止渴的功效。小麦胚芽养心气，适合有心脏病者在春季食用。据有关文献记载，小麦胚芽中天然维生素 E 的生理活性效能是合成维生素 E 的 30 倍。维生素 E 有抗氧化的效果，它在人体内能抑制自由基，促进人体的新陈代谢，延缓机体衰老，改善肝脏功能，对养肝意义重大。

4. 芹菜

芹菜味辛微甘、性凉，有平肝安神、清热透疹之功效，还可治麻疹初期、肝阳上讥、失眠多梦等。芹菜是高纤维食品，它经肠内消化作用产生一种木质素或肠内脂的物质，这类物质是一种抗氧化剂，高浓度时可抑制肠内细菌产生的致癌物质。

5. 小白菜

适当吃小白菜能起到养肝排毒的效果，还可以清火。小白菜中的维生素、矿物质、膳食纤维含量都不低，不论是做蘸酱菜、做汤，都是不错的选择。

6. 莜麦菜

油麦菜含有大量维生素和大量钙、铁、蛋白质、脂肪、维生素 A、维生素 B_1，B_2 等营养成分，是生食蔬菜中的上品，有“凤尾”之称，属于叶用莴笋的一种，但营养价值却远远高于莴笋，比如蛋白质含量高出 40%，胡萝卜素高1.4倍，钙高2倍，铁高33%，硒高1.8倍。莜麦菜具有降低胆固醇、治疗神经衰弱、清燥润肺、化痰止咳等功效，是一种低热量、高营养的蔬菜。

另外，莜麦菜微苦性微寒，对于一些上火的人群非常有效，有利尿通便，养肝健脾，轻体瘦身之功效。

7. 苦苣

苦苣，也叫苦菊，含有大量的维生素、矿物质和苦苣菜精、类黄酮等植物化学物质，可清热解毒，祛火养肝，清肺止咳、消食健胃、抗炎消肿。此外苦苣中的维生素A和β－胡萝卜素含量极高，比我们熟悉的胡萝卜还要高，不仅对眼睛和皮肤的健康有益，还有很好的抗氧化、抗衰老、增强免疫力的作用；钙含量也很高，很多人都觉得奶制品是补钙的最佳来源，其实绿叶菜补钙更全面一些，不仅富含和牛奶相媲美的钙质，还含有帮助钙质吸收和沉积的镁，维生素K。苦苣还有一个难得的优点，就是很少生虫害。这样菜农也就少用农药，苦苣叶被农药污染的可能性小一些，我们吃苦苣的安全性就多一分。

春季里早晚温差较大，冷热不均，是疾病易发季节。选择食物提高身体素质，预防疾病，祛火养肝，不要忘了绿油油的苦苣。

8. 黄瓜

黄瓜味甘、性凉，具有清热利尿的功效；对烦躁口渴，咽喉肿痛特别有效果。在营养上，含有蛋白质、脂肪、糖类，多种维生素、膳食纤维以及钙、磷、铁、钾、钠、镁等丰富的成分。尤其是黄瓜中含有的可溶性膳食纤维，可以降低血液中胆固醇、甘油三酯的含量，促进肠道蠕动，加速废物排泄，改善人体新陈代谢；新鲜黄瓜中含有的丙醇二酸，还能有效地抑制糖类物质转化为脂肪，因此，常吃黄瓜可以减肥和预防冠心病的发生；黄瓜中所含的丙氨酸、精氨酸和谷胺酰胺对肝脏病人，特别是对酒精肝硬化患者有一定辅助治疗作用，可防酒精中毒；黄瓜中的黄瓜酶，有很强的生物活性，能有效地促进机体的新陈代谢。用黄瓜捣汁涂擦皮肤，有润肤、舒展皱纹的功效。但是，脾胃虚弱、腹痛腹泻、肺寒咳嗽者都应少吃，因黄瓜性凉，胃寒患者食之易致腹痛泄泻。

菠菜：春季养肝的蔬菜之王

关于菠菜，有着很多有趣的传说。据说乞丐皇帝朱元璋曾经就喝过“珍珠翡翠白玉汤”，而这里面放的就是很多的烂菠菜。也许大家还听说过，菠菜还有一个非常动听的名字，叫作“红嘴绿鹦哥”。而这一名字的雅称则和乾隆皇帝有关系。

据说有一次，乾隆皇帝微服南巡，已经欣赏了一天的美景，傍晚时分的时候感觉肚子饿了，此时就来到了一家农家，讨口饭充饥。

女主人自然不知道这就是当今的皇帝，所以也就没有去准备什么丰盛的饭菜，就是把锅里面的剩饭加水熬成了稀饭，之后又炒上了一盘菠菜端上。

乾隆此时早已经饿得两眼发黑了，看见了饭菜，狼吞虎咽地吃了起来，并且还感觉这饭菜的味道简直比御膳好多了。于是乾隆边吃边问：“这盘子菜到底叫什么名字啊？”农夫听了，一时半会儿也没有想出好的菜名，这不就是一盘炒菠菜，还有什么雅名呢？但是她又一想：这位爷看上去身份尊贵，肯定也是大户人家的出身，不能让他小瞧了我们，于是她看了看绿色的菠菜和红色的菠菜根，随口说道：“这个菜名叫‘红嘴绿鹦哥’”。

后来，等乾隆回宫之后，就命御厨们做这道“红嘴绿鹦哥”，但是却怎么也吃不出当年的美味了。

其实，从菠菜的营养价值来说，完全能够称得上是蔬菜中的“皇帝”，而且古阿拉伯人就称它为“蔬菜之王”。

菠菜性凉，味甘，入大肠和胃经。所以，它具有润肠通便，清热去火的功效，患有便秘和痔疮的朋友建议多吃菠菜，对于预防舌炎、唇炎、口角溃疡、皮炎、阴囊炎等疾病有一定的效果。

另外，关于菠菜对于人体气血的补养作用，在《陆川本草》当中有记载：“人血分。生血、活血、止血、祛瘀。”而在《本草纲目》中也说：“通血脉，开胸膈，下气调中，止渴润燥，根尤良”。换句话说，菠菜有活血行气的功效，而且还能够制火润燥，尤其是菠菜根，这方面效果更加明显一些。

那么，为什么菠菜具有养肝的作用呢?

大家都知道，肝很容易发生燥证，经常表现为肝血不足，或者是肝火过盛。由于菠菜性凉，可以润燥，因此能够很好地清除肝内当中的邪火，滋养阴血。不仅如此，肝气太盛，经常会表现出郁结，而这与菠菜下气的功能刚好相互对应。

虽然菠菜一年四季都有，但是春天出产的小菠菜则是养生价值最高的。而且，春季又正好是肝火旺急的季节，正好需要滋阴养肝。

在五色当中，肝对应的是绿色，换句话说，绿色的食物也就特别能养肝。所以，菠菜能生血、行气、润燥、养肝，因此建议大家在春季多吃一些菠菜，这样不仅能够平息你难以控制的暴躁脾气，而且还能够有效改善因为肝血虚损而出现的脸色发白、皮肤干燥、视力下降，以及因为肝火过盛而引起的口干舌燥、双眼上火发红、痤疮、便秘等病症。

除此之外，菠菜还具有止血的作用。我就在前不久，我不小心在切菜的时候弄伤了手，当时外面下着大雨，根本没有办法去医院，而且伤口很深，流血很多，没有办法，我简单地包扎了一下，心想明天一大早再去医院。于是就赶紧吃饭。我记得非常清楚，当天晚上我做了菠菜汤，而且还放了很多的菠菜。当我吃完饭之后，到了晚上准备上床睡觉的时候，惊奇地发现，受伤的手指头已经不流血了。

原来，菠菜有生血的功能，而且其中还富含丰富的铁元素，所以它对于缺铁性贫血、坏血症、便血也具有很好的帮助。菠菜当中所含有的微量元素物质，能够有效促进人体的新陈代谢，增进身体健康。

通过临床发现，大量食用菠菜，还可以有效降低中风的发病率。而且，菠菜的美容效果也非常显著。据说在很早的时候，在我国民间，就经常有人用菠菜汁洗脸，可以清洁皮肤毛孔，减少皱纹及色素斑，保持脸部皮肤的光洁。

下面，我为大家推荐两款养肝的菜谱。

1. 养肝菠菜粥

原料：菠菜 100 克，粳米 50 克。

做法：菠菜洗净，在沸水中烫一下，切段；粳米淘净置铝锅内，加水适量；煎熬至粳米熟的时候将菠菜放入粥中，继续煎熬至成粥时停火；放入食盐、味精搅拌均匀即可。

功效：对于由于肝阴不足引起的面色萎黄、高血压、大便干燥、头痛目眩、贫血、糖尿病等症状有很好的预防作用。经常适量服食，还可以养血止血、敛阴润燥、驻颜悦色。

2. 鸡汤三鲜菠菜

原料：菠菜 200 克、鸡片 100 克、虾仁 50 克、海参 1 条。

做法：把鸡片、虾仁用食盐、料酒、生粉、胡椒粉上足浆，放入热水锅当中打焯成熟；炒锅里面加入鲜汤和调料，开锅后把菠菜煮至成熟捞出，控净余汤装盘；炒锅加底油，放入葱、姜炝锅，放入鲜汤、调料和虾仁、鸡片、海参；开锅之后进行调味，淋在菠菜上面即可。

功效：具有滋阴、养血、清热、祛火的作用。

夏季易伤肝，保养是关键

患有肝病的朋友会发现，在夏季肝病总是反复发作，这到底是为什么呢？夏季其实是肝病的易发期，下面我们就一起来了解下肝病为什么容易在夏季发作。

1. 因为夏天日照时间长、紫外线强度大、气温高，大量出汗，会引起体内水和电解质的丢失，消耗大量的生命能源，自然损伤肝细胞。

2. 昼长夜短，睡眠不足，睡眠质量变差就会导致肝脏血流供应不足，抵抗力下降的同时肝脏的负担却在增大。

3. 夏季很多人喜欢用冷饮解暑，并挑一些生冷辛辣食物来提高食欲。蛋白质、维生素以及矿物质等营养素由于夏季摄取偏低，这也间接削弱了肝细胞的免疫功能。

4. 夏天的食物容易腐烂、变质，滋生大量病毒和细菌，不卫生的食物不仅会刺激肠道，引起上吐下泻，还会加重肝脏对这些病毒和细菌的解毒负担。如果肝脏的功能不好，会引起病毒血症、菌毒血症，甲肝、乙肝等疾病均通过消化道传染。

以上事项对有慢性肝病的人来说是尤其危险的，因为一旦胃肠不适，就会“牵连”到脆弱的肝脏。同时高温天气容易使人脾气暴躁，这就应了“怒伤肝”那句老话。所以夏季保养不当很容易导致肝细胞受损和肝病加重或反复。

那么，我们应该如何保护肝脏健康，安全度过这个夏天呢？

1. 多饮水

每日少量多次饮用白开水，饮水量应在2升以上，也可以饮用绿豆汤、淡盐水等，来排暑去毒，促进血液循环和肝脏代谢。同时，要保证三餐的营养搭配。盛夏时节的饭菜最好清淡一些，但必须保证蛋白质、维生素、无机盐和纤维充足，要多吃豆腐、瘦肉、鸡蛋以及新鲜蔬菜，忌食油腻，少吃甜食和辛辣食品。可适当选吃“食性寒凉”食品，如黄瓜、冬瓜、苦瓜、豆芽、西瓜等，这些食物有清热消暑、凉血净血之功能，并能增强人体抗病毒和免疫能力。此外，夏季用餐，应尽量做到荤素搭配，两餐之间吃点水果，对提高人体抗病能力、增强体质有益。

2. 调整睡姿

侧身睡是很多人通常采取的睡姿，在仰卧时很容易转为侧卧。因为肝经在人体两侧，侧卧的时候，不管是左侧卧还是右侧卧，都能养肝气。因为人在侧卧的时候，血自然就归到肝经里去了，“肝主藏血”，血一归到肝经，人体就能安静入睡并且开始一天的造血功能了。中午有可能的话，要午睡半小时到一小时，晚上要尽量减少夜生活，保证8小时睡眠。

3. 调整心态

快乐的心情尤其重要。医学研究证明，肝脏内分布着丰富的交感神经，经常感到烦躁、忧愁会直接导致肝细胞缺血，影响肝细胞的修复和再生。所以，个人应该改变对自己和他人过于苛求、满腹牢骚的不良行为模式，培养乐观、开朗、宽容、放松的健康行为模式和心态。夏季情志养肝，要注重保持情绪的安定，不烦躁。

4. 忌饮酒

夏天很多人喜欢喝啤酒，认为清凉解暑，但中医学认为，“酒为火热之食，损伤肝阴”。无论啤酒如何冰镇，夏天饮用都如同“火上浇油”，不少患者就是因为过度饮酒导致酒精性肝炎、脂肪肝，直至肝硬化。

5. 不宜久吹空调

夏季不宜在空调低温环境中久待，空调房中不是自然风，空气污浊，易滋生病菌，损伤肝脏。因此，降温应适当，在空调环境中待一段时间后要到户外活动。

6. 注意饮食卫生

饮食要保证清洁卫生，注意碗筷的消毒，多吃些新鲜易消化的食物，并选择一些食疗防暑方式。如新鲜豆浆、蒜茸拌黄瓜、橙子等多汁水果和新鲜绿色蔬菜。如在必要时应采取药物保肝、护肝等方法。

夏季肝火旺，做好灭火工作

夏季是阳气最盛的季节，气候炎热而生机旺盛。此时是新陈代谢的时期，阳气外发，伏阴在内，气血运行亦相应地旺盛起来，活跃于机体表面，极易引发肝火证，往往出现脾气暴躁、心烦、失眠、心慌、口苦、头疼、头晕等症状。

肝火证是一个广义的概念。包括外火、内火两大类。内火是指由于人体内气血津液及脏腑功能失调所产生的一系列病理反应。因其具有燔灼焚焰，升腾上冲，消耗阴液，使物质腐败，生风动血，灼津成痰等病理特点，临床常见面红目赤，肿痛，头胀头痛，烦躁易怒，失眠，口干喜冷饮，尿黄便秘，或见出血，暴鸣，舌质红、苔黄、脉数等，这些表现都具有“热”“赤”“干”“急迫”等火的特征，故取类比象而称之为火证。肝为刚脏，内寄相火，体阴用阳，其性喜条达，主动主升，故内生病理之火与肝的关系极为密切。因此，凡是肝之相火（阳气）偏旺或太过，出现热象及冲逆现象的，概称为肝火。肝火旺盛对人体的伤害是极为明显的。

乙肝患者肝火旺比较明显的症状是头晕、面目红赤、脾气暴躁、口干舌燥、口苦、头晕、舌苔增厚、眼干、睡眠不稳定、呕血。

肝火旺会导致女性月经失常，这是因为肝火旺会引起妇女月经紊乱，表现为经血量减少、经期延迟或者闭经等。

肝火旺还会导致患者失眠，这多是因为思虑过度、恼怒损肝等造成；肝火侵扰所致的失眠，多由恼怒伤肝、思虑过度等引起。肝藏魂，肝火旺则魂不守舍，夜卧不宁，易惊。

肝火旺还可以导致孕妇恶阻，孕妇怀孕期间，肝火旺可表现为恶食挑食、眩晕口苦、呕吐苦水等。

肝火旺盛，重点在调理。肝火旺应遵循的最基本原则是要饮食清淡、多喝水少喝富含脂类的牛奶等物质，少吃难以消化的食物，多吃新鲜水果蔬菜补充维生素和矿物质元素等，确保肝脏含有足量的营养来进行自我再生修复。

1. 多食用富含维生素 C 的水果

对于肝火旺盛的人来说，食用富含维生素 C 的水果，比如草莓等。草莓既能养肝，又是去肝火。从中医角度讲，草莓性凉、偏酸甜，能养肝护肝，又因红色入心，可去心火。此外草莓是典型的浆果，维生素 C 的含量丰富，有助于人体吸收铁质，使细胞获得滋养；其含有的天然的抗炎成分可以减少自由基的产生数量，以保持脑细胞的活跃。但是草莓是凉性的食物，像是脾胃虚寒、容易腹泻和胃酸过多的人更要控制量。

2. 喝奶制品

奶制品主要是补充人体蛋白质，以酸奶为佳，因酸奶可调整肠道菌群促进毒素排出。此外，酸奶可促进干扰素生成，可提高机体免疫体力，达到养肝护肝的目的。

3. 多喝柠檬水

水有助于加快新陈代谢速度、排出体内的杂质与毒素，减轻肝脏的负担。每天起床后就先喝一杯温的白开水，可以唤醒全身的机能。

柠檬的酸性可以促使肝脏生成胆汁，有利于身体排毒。炎热的夏季，每天喝 8~10 杯柠檬水，每次 300 毫升，对于保养肝脏有很大益处。

4. 补充 B 族维生素

B 族维生素就像体内的“油库”，它能加速物质代谢，让它们转化成能量，不仅能给肝脏“加油”，还能修复肝功能、防止肝脂肪变性，进而起到预防脂肪肝的作用。夏季爱喝酒啤酒的人尤其要多补充点，因为有研究表明，B 族维生素能增强肝脏对酒精的耐受性，从而起到护肝作用。

5. 维生素 E 是护肝新武器

维生素 E 能起到阻止肝组织老化的作用，健康人每天摄入 12 毫克维 E 即可，相当于 2 匙葵花油，杏仁、核桃、花生等坚果共 30—50 克。如果患有肝病，每天则至少需要补充 100 毫克。

6. 适当吃些海产品

夏季可以适当选择吃些海鲜类食物，如鱼类、虾类、甲壳类等食物，其含多种有益成分，具有增强机体免疫功能，保护受损肝组织细胞不受病毒侵犯的作用，进而达到养肝、护肝、调免功效。

此外，如果要有效的消除“火气”，大家还要注意一些防治方法。

1. 养成良好的饮食生活习惯、不熬夜，避免食用冰冷及上火食物。

2. 适当运动，减轻压力，保持愉快轻松的心情，不仅可以提升免疫力，预防感冒，还能减少火气形成。

3. 慢性肝病患者要遵从医嘱，按时服药，使病情稳定，才能避免病邪化热、化火。

4. 针对五脏六腑或不同部位的火气，服用清热解毒药物，如黄芩、黄连、黄柏、栀子等。但是这些中药仍须由专业中医师开处方才能服用，以免误食而引起不良副作用。

5. 经常做按摩

当身体处于平躺姿势的时候，轻柔地按摩胆囊和肝脏部位，大约位于身体右侧的肋骨下方。按摩有助于促进肝脏部位的血液循环，进而改善全身代谢功能。

夏季长痘痘，肝火惹的祸

长痘痘其实与人体肝火旺有直接的联系，夏天是人体肝火最为旺盛的季节，假如身体肝火旺就相当于是我们体内的“湿气”被点燃了。这样就导致了体内产生湿热。火往上走，当火气上到头面，由于头面没有排毒出口，只好从皮肤里排泄，就加剧了痘痘问题。

很明显，痘痘是个关乎“面子”的问题，不得不重视，对于爱美的女性而言又是如此。那么，到底该怎样调理呢？先给大家介绍两款美颜祛痘护肝粥。

1. 猪肝绿豆粥

用料：新鲜猪肝 80 克，绿豆 50 克，粳米 80 克，食盐、味精各适量。

制法：先将绿豆、粳米洗净同煮，大火煮沸后，改用小火慢慢熬，八成熟之后，再将切成片或条状的猪肝放入锅中同煮，煮后加调味品。

功效：此粥补肝养血、清热明目、美容润肤，可使人容光焕发。特别适合面色蜡黄、视力减退、视物模糊的体弱者，同时，它对患慢性肾炎、水肿的人亦有较好疗效。

2. 丹参黄豆汤

用料：丹参 10 克，黄豆 50 克，蜂蜜适量。

制法：丹参洗净放砂锅中，黄豆洗净用凉水浸泡 1 小时，捞出倒入锅内加水适量煲汤，至黄豆烂，拣出丹参，加蜂蜜调味即可食用。

功效：补虚养肝，活血祛瘀。适用于慢性肝炎、肝脾肿大者调补。丹参味苦微温，功能活血去瘀，安神宁心，排脓止痛。

现代医学研究证实，丹参能够有效地提高机体超氧化物歧化酶活性，机体对自由基的清除能力增强，减少细胞、组织、脏器的变性和破坏。

此外，夏季饮食适宜多吃绿色蔬菜，以青色入肝经，蔬菜中富含丰富的维生素、矿物质、氨基酸、无机盐等有益成分，有助于舒肝养血、滋阴润燥、调脂调免、肝脏的滋养与修复、防癌抗癌等功效。

1. 番茄

中医认为番茄除了含有很多天然的维生素，同时还能补充机体所需的营养素，多吃番茄可保护肝细胞同时还能防止毒素对人体肝细胞的危害，夏季多吃番茄还有清热解毒，凉血平肝等作用。

2. 百合

百合具有益气补中、益肺止咳的作用，并可软坚安神。秋水仙碱具有抗肝纤维化和肝硬化作用，常食百合可防治肝硬化。

3. 紫甘蓝

十字花科蔬菜包括甜菜、萝卜、卷心菜、紫甘蓝和芝麻菜等，或是含有硫元素的蔬菜，如洋葱、大蒜、花椰菜，它们都可以增强身体的排毒功能。每天吃两份十字花科蔬菜就能增强肝脏的解毒功能。

4. 梨水

梨中含有蛋白质，脂肪，糖，粗纤维，钙、磷、铁等矿物质和多种维生素，具有降低血压、养阴清热的功效，适合患高血压、心脏病、肝炎、肝硬化的病人。而煮熟的梨有助于肾脏排泄尿酸和预防痛风、风湿病和关节炎。梨还具有润燥消风、醒酒解酒等功效，因此在春季降肝火的食疗中当属最佳食物。

此外，夏季养肝要注意情志调节，更要配合合理膳食。譬如，好吃肉的人，体内的肾上腺素水平升高就会使人冲动、脾气暴躁；常年吃素的人则容易抑郁、情绪不稳定；维生素 C 缺乏就会表现为冷漠、情感抑郁、性格孤僻和少言寡语等。所以，我们要注意平时吃得对、吃得好，尽量远离那些坏情绪。深海鱼、香蕉、柚子、菠菜、樱桃、大蒜、南瓜、萝卜……这些都是可以提升快乐感的食物，不妨有意识地多吃一些。

秋燥伤肝肺，养肺护肝须同行

中医认为人与自然界是有机整体，随着季节变化人体也会做出相应地改变。肺与秋天同属于金，而肝属于木，肺金当秋而旺，可制约肝气，导致秋天肝气多虚，此外秋季天气转凉，气候偏燥，易伤机体阴津，然而肝藏血，主疏泄故致肝火上炎、肝阳上亢等。因此，秋季养生在防燥润肺的同时，也应注重对肝脏的调护，尤其有病毒性肝炎、肝硬化、脂肪肝、自身免疫性肝病等患者应更为注意。那么，秋季应如何科学养肝呢?

1. 秋季宜养肺护肝

立秋过后，肺与秋季相应，而秋季干燥，气燥伤肺，容易产生疾病，因此需要润燥、养阴、润肺。而此时，肝脏、心脏及脾胃还处中医减肥于衰弱阶段，因此，立秋过后肺功能开始处于旺盛时期，因此要加强调养，使肺气不要过偏，影响机体健康。

所以建议大家要适当多润肺，多补充水分，少食辛辣、烧烤、油腻、伤胃的食物，相反，可多吃点果仁类的食物。起居还宜早起早卧，多呼吸新鲜空气，多做深呼吸，以及时排出体内的有害物质。注意不做剧烈运动，不过度劳作，可适度慢跑，促进血液循环，增强体质。

2. 合理饮食

中医讲“肝为刚脏，体阴而用阳”，是指肝脏调节血液运行及脾胃消化的功能，依赖于肝阴的充足。故秋季应注重顾护肝阴，防止辛燥。依据酸甘化阴原理，首先应多吃酸味食物如柠檬、话梅、葡萄、橘子、猕猴桃、苹果（青的）、柚子、草莓、菠萝、番茄、生梨、橙子、桑葚，药食同用的有醋、枸杞、五味子、山楂等；同时多食用甘甜的食物如苹果（红的）、梨、甘蔗、香蕉、蜂蜜、红薯、土豆、胡萝卜、菠菜、藕、面粉、糯米、南瓜、莲子、芋头、绿豆等；酸能敛阴生津，甘能益气滋阴，酸甘配伍，一敛一滋，则可两济其阴，具有滋阴润燥，舒肝养血的功效。

3. 顺应自然

“白露秋分夜，一夜冷一夜”，秋季昼夜温差大、冷暖变化极不规律、空气干燥。因此，“秋冻”要因人而异，以注意保暖为宜。主张关注天气变化，适寒温，加衣被，以免疾病反复，不可“贪凉”。秋主收，万物肃杀，常给人体以“秋乏”之感，故秋季宜早睡早起、收神“蓄阴”，方能精神焕发。初秋气候宜人，但天气转凉，人体阴阳气血处于收敛内养阶段，故运动不宜过于剧烈。运动项目宜选择快步、跑步、太极拳、球类等。秋季气候干燥，身体容易缺水，更要补充大量水分，让体内毒素及时排出，减轻对肝脏的危害，从而起到护肝目的。

4. 调畅情志

秋季易引起肝阳上亢，导致脾气相对比较急躁，秋季应控制好自己情绪，保持豁达的心态，对肝脏的调节和免疫力的提高都是有益的。秋季调情志，亦应顺应季节特点，以“收”为要，做到“淡泊以明志，宁静以致远”，以减轻“肃杀之气”对人体的影响。长期精神抑郁或突然怒火中烧都会导致肝脏气血失调，影响肝的疏泄功能，因此情绪不舒畅时，应该能够找到一个途径宣泄我们的负面情绪，例如找一个知心的朋友倾诉心中的不快，切不可憋在心里，以致伤害肝脏。

5. 起居有常

中医的子午流注中讲道：肝胆在晚上 11 点至凌晨 3 点最兴盛，各个脏腑的血液都经过肝，此刻肝脏的解毒作用也达到了最高峰。因此，人在此时也应顺应自然，保证充足的休息。此外，中医认为“人卧则血归肝。”因此，养肝的最佳方式就是好好休息。平时工作避免过度劳累，及时休息补充体能，也让肝脏能发挥其调节气血的作用，以消除疲劳的感觉。

很多肝炎患者午后易疲倦，不妨尝试一种简单的“疗法”——每日午后小睡 10 分钟。临床证明，午后小睡 10 分钟可以消除困乏，其效果比夜间多睡两个小时好得多。白天在等候飞机、火车、轮船或在乘坐长途巴士和公交车时，不妨小睡片刻，这可以让你显得较有精神。

秋季不可盲补，养肝“收”着来

秋天以后，阴盛阳衰，很多人会通过进补来提高身体免疫力，便于抗寒。但由于在经历漫长的炎夏后，各种冷饮已经减弱了脾胃功能，肝脏也承受着一定负担。如果这时突然大量进补，会骤然加重脾胃和肝脏的负担，特别是很多人工作压力大，活动量又很少，如果补充大量的牛羊肉等高脂肪含量食物或是辛辣油腻的东西，很容易使血糖堆积在肝脏，损伤肝脏。所以秋天养肝，在饮食上要“收”着来。

1. 少吃刺激食品

秋天应当少吃一些刺激性强、辛辣、燥热的食品，如尖辣椒、胡椒等，应当多吃一些蔬菜、瓜果等。另外，还要避免各种湿热之气积蓄，因为凡是带有辛香气味的食物，都有散发的功用，因此提倡吃一些辛香气味的食物如芹菜。

2. 饮食不要过于生冷

秋季天气由热转凉，人体为了适应这种变化，生理代谢也发生变化。饮食特别注意不要过于生冷，以免造成肠胃和肝脏负担，发生各种消化道疾患。

3. 不要暴饮暴食

秋季气候宜人，食物丰富，摄入热量过剩，会转化成脂肪堆积起来，使人发胖的同时还会加重肝脏负担，所以在秋季饮食中，要注意适量，而不能放纵食欲，大吃大喝。

4. 秋季食酸最养肝

在五脏与五味的关系中，酸味入肝，具收敛之性。春季阳气初生，多食酸，会使肝功能偏亢，不利于阳气的生发和肝气的疏泄。“当春之时，饮食宜减酸益甘以养脾气。”其意思是要求少吃酸味食物以制肝火旺盛，多吃甜食以增强脾的功能。因此，春季饮食宜选择清淡可口的甘温之品，忌油腻、生冷及刺激性食物。

“当秋之时，饮食宜减辛增酸以养肝气。”这是因为秋属金，肺气旺，味属辛。按照中医五行生克理论，为了防止肺金气盛行时肝木被克，适当增加肝的“抵抗力”是当务之急。酸味食品能涵养肝脏，秋天应该减少辛味平抑旺盛的肺气，增加酸味护养肝气。这说明秋季食酸最养肝。

当然，食用酸性食物也要根据人体五脏偏衰、偏胜的具体情况。如消化不良，可以吃点酸奶、山楂之类；如胃嘈杂，吐酸水，就可以适当服用一些生姜水、小苏打等，减轻症状，从而保持机体平衡。

冬季养肝，重在助阳防寒

冬天气候转寒，此时阴气已盛，阳气衰微，而人们肝气偏盛，容易气滞血淤，养生除补理肺胃外，特别要护肝养肾。尤其是肝病患者，冬季没有做好护肝“功课”，开春后病情易加重。

前几天，李女士突然刚发现自己双眼发黄，到医院检查才发现肝功能已经全面恶化。医生询问得知，李女士这次发病纯属是“病从口入”。原来，李女士是乙肝病毒携带者，但因为没有什么不适症状，一直没太在意。从今年夏天开始，李女士隔三岔五会和朋友去吃烧烤、喝啤酒，进入冬季以后，又经常吃火锅。这才导致了肝病的加重。

前文已经说过，火锅、烧烤属于高热量、高脂肪食物，即使是正常人，频繁进食也会因摄入过多脂肪而出问题，一些乙肝病毒携带者、慢性乙型肝炎患者本身的消化道免疫力就差，如果再不注意饮食，极易引发肝炎，出现黄疸、肝功能受损等疾病。

事实上，肝病发病有明显的季节特点，每年冬季和春季是高峰期，特别是冬季的寒冷会使人的免疫功能发生紊乱，抵抗力下降，最容易发病。如果这个时候肝病患者再吃大鱼大肉或是生冷海鲜等，更可能导致病毒感染，引起肝炎急性发作。

冬季，人体气血的特点是潜藏于内脏，肝病患者应做好冬季调养，以期减少春季肝病活动。冬季养生的应重在“藏”，以静养为主，做好养生调护。

应早卧晚起，待日出后起床。凡事以平常心对待，避免出现紧张、激动、焦虑、抑郁等负面情绪。其次，在阳光充足时，可以在户外多晒太阳，尤其是背部，有助于补充阳气；同时，要注意保暖，尤其要重视足部的保暖，睡前宜用热水泡脚，按摩足底，促进血液循环，也可以用杜仲、牛膝、艾叶等中药煎汁沐足。

同时，冬季也是进补的重要时机，以多进食温热性食物，避免进食生冷黏硬的食物为宜，可多食牛肉、羊肉、猪瘦肉、鸡肉、核桃、龙眼肉、杜仲等食物，或药食两用食物调配药膳进行调补。

当然，虽说冬季进补正当时，但也不要乱补。冬季人们的户外活动相对减少，而在饮食上若又盲目进补，不仅不能保护肝脏，反而会加重肝脏的代谢负担，而且可造成热量过多的剩余，蓄积在皮下及肝内，形成脂肪肝，因此在食补上要科学合理化，否则护肝不成反伤肝。尤其是乙肝活动期，轻者会延缓病情恢复，重者有可能会引起肝脏坏死。

冬季养肝主的饮食调养，重在助阳防寒，合理调养。饮食要适量，要营养科学，下面就为大家介绍几款既营养又养肝食谱。

1. 梅花粥

材料：白梅花 5 克，粳米 80 克。

做法：先将粳米煮成粥，再加入白梅花，煮沸两三分钟即可，每餐吃一碗，可连续吃三五天。

功效：梅花性平，能疏肝理气，激发食欲。食欲减退者食用效果颇佳，健康者食用则精力倍增。

2. 黑米粥

材料：黑米 30 克，粳米 70 克。

辅料：银耳 15 克，芝麻 10 克，大豆 15 克。

做法：大豆用温水浸泡 1 小时，换水洗净；银耳泡软后摘去老蒂。先将黑米与粳米一起放入清水中淘洗干净，加清水适量，煮约 1 小时后，加入黄豆、洗净的芝麻，银耳，继续煮约 30 分钟即可。根据口味，可以在食用时加入适量白糖。

功效：黑米性平味甘，含15种氨基酸及多种维生素，能益肝补脾，养胃滋肾，为冬季进补佳粮。此粥适用于肝肾虚损，妇女产后体虚。

3. 红枣粥

材料：绿豆100克、红枣15枚、红糖适量。

做法：将绿豆、红枣洗净入锅，加水适量，煮至豆烂入红糖即成。

功效：红枣补气血，益肝健脾和胃，温补阳气。此粥适用于脾胃虚弱所致纳呆便溏、气血不足、血小板减少、贫血、慢性肝炎、营养不良等。

4. 木耳炒文武笋

材料：莴苣，冬笋，木耳

做法：将莴苣切成滚刀块，然后加上适量的木耳和冬笋，放少量油清炒，根据口味加适量的盐等调料。

春节长假人们往往吃得比较油腻，这道菜能去脂解腻，而且营养丰富。木耳炒文武笋的主角就是绿色莴苣，莴苣中碳水化合物的含量较低，而无机盐、维生素则含量较丰富，尤其是含有较多的烟酸。烟酸是胰岛素的激活剂，经常吃些莴苣，可改善糖的代谢功能。莴苣中还含有丰富的微量元素锌、铁，特别是莴苣中的铁元素很容易被人体吸收，经常食用新鲜莴苣，可以防治缺铁性贫血，达到了养血和养肝的作用。

黑木耳营养丰富，有益气、充饥、轻身强智、止血止痛、补血活血等功效，富含多糖胶体，有良好的清理身体垃圾废物作用，还具有一定的抗癌和治疗心血管疾病功能。

冬笋是一种高蛋白、低淀粉食品，质嫩味鲜，清脆爽口，含有蛋白质和多种氨基酸、维生素，以及钙、磷、铁等微量元素和丰富的纤维素，能促进肠道蠕动，既有助于消化，还能预防便秘。

5. 川芎天麻蒸鲜鱼

材料：新鲜鱼肉600克，天麻15克，川芎5克，姜、葱、米酒、香油适量。

做法：用水将天麻洗净，再用洗米水泡软，以增加天麻香味；把鱼清洗干净；. 把切丝的葱、姜铺在盘底，再把鱼放置其上，接着放上天麻、川芎，再洒上一点盐，即可放入蒸笼或电饭锅，蒸约 15 ~ 20 分钟。将鱼汤倒入锅中，用少许淀粉勾芡，再加入香油、米酒后，淋在蒸好的鱼上即可。

功效：天麻具祛风、补脑、降血压、纾解四肢酸麻等功能，并对肝脏有疏通作用。而川芎可以行血行气，并增强天麻功能，因而将两者一起料理。而鱼肉可以健脾养胃，最适合冬天养身。

6. 姬松茸猴头菇猪展汤

材料：姬松茸 20 克，猴头菇 50 克，淮山、杞子各 15 克，芡实 30 克，猪展肉 500 克，蜜枣 3 个，生姜 3 片。

做法：各物分别洗净。蜜枣去核；猴头菇用温水浸发，再挤压；淮山、杞子、芡实稍浸泡。一起与猪展肉、生姜下瓦煲，加清水 2500 毫升，大火滚沸后改文火煲约 2 小时，下盐便可。

功效：从现代营养学来看，此汤富含多糖、多肽、蛋白质和维生素、矿物质等。从中医养生学来看，此汤补而不燥，常饮能明目，健脾胃、滋阴养颜、润肺养肝，且清润可口，男女老少皆宜。

7. 天麻白芍生蚝汤

材料：天麻 20 克、白芍 10 克（中药店均有售），生蚝肉 300 克，西芹 50 克，生姜 4 片。

做法：各物分别洗净。药材、生蚝稍浸泡。西芹切段。先把药材下瓦煲，加清水 2000 毫升，大火滚沸后改文火煲约一个半小时，弃药渣留药液。为武火下生蚝，再下西芹、盐和油便可。

功效：此汤可安神平肝潜阳，有滋阴益血、养肝补肾、祛风止颤之功效。

8. 桑寄生首乌瘦肉汤

材料：桑寄生50克、首乌20克、红枣5个、猪瘦肉400克、生姜4片。

做法：各物分别洗净。桑寄生、首乌稍浸泡。一起下瓦煲，加清水2000毫升，大火滚沸后改文火煲2小时，下盐便可。

功效：桑寄生为南方地道药材，因而又名“广寄生”。其性平味甘、苦，有养血滋肝肾、祛风湿健骨及安胎丰胸等功效。桑寄生配同是性味平和而补肝肾的首乌煲猪瘦肉，为冬季养肝的理想滋补汤饮。

女人冬季须注意补气血

女子以血为本，肝为女子先天。对于大多数女性来说，肝脏是身体中非常重要的一个器官。中医认为，肝脏就是身体中的将军，主疏泄，性喜条达而恶抑郁。肝藏血，可以明目，并且管理一身的经脉运行，所以怒伤肝，也会伤及眼睛和经脉。

肝脏最主要的特点就是“主升、主动、主散”。想要养肝就要从肝脏的特点入手。肝在五行中属木，所以养肝首先要做的就是滋阴，其次是养血。肝脏储藏血液，若是肝脏养不好，那么身体中的血液就会出现问题，所以养肝必须养血。食物中的葱、蒜、马蹄、黄瓜、荞麦、芹菜、菊花菜、莴笋、荠菜、菠菜、茄子、蘑菇等都是女性养肝的最好食物。

1. 注意身体保暖

女性的身体比较寒，最好少吃寒性食物，特别是那些手脚冰凉、容易感冒或者是处于经期的女性。由于女子的生殖系统怕寒冷，一旦受凉容易引起痛经等疾病，因此，在冬季，女性要注意保护好自己的脖子、腹部、腿部，适时加衣，千万不能因为美丽而使自己患上这些疾病。

2. 每天泡脚御寒

寒从足底生，泡脚是最好的御寒方式。每天晚上睡觉之前，40℃左右的热水泡脚半个小时，不仅能够缓解腰酸背疼，还能促进睡眠。泡脚的水不能够太浅，至少要没过脚面，最好是连小腿一起泡，效果会更好。怕冷的女性在睡觉前可以穿上保暖的棉袜子，帮助双脚御寒。

3. 适当补充肉类

狗肉、羊肉、牛肉中都含有丰富的蛋白质、碳水化合物及脂肪，所以有补肝的作用，御寒的效果也是非常好的。因此吃这些肉类可以有效保护自己的肝脏，内分泌功能也会增强，从而达到御寒作用。除此之外，女性还可以吃一些大枣山药粥、五色粥等粥品，这些粥品都有补气御寒的作用。做菜时，可以多放一些姜、胡椒、辣椒等调料，具有“产热”作用，能帮助身体御寒。

冬季进补，要肝肾同补

冬天进补，应以温补为主。养肝不要忘了养肾。因为肝肾同源，精血同源，而肾藏精，肝藏血。下面，为大家介绍几款养肝、补肾、益气的美食。

1. 杞枣鸡蛋养肝汤

材料：枸杞子 30 克，红枣 10 枚，鸡蛋 2 只。

做法：枸杞子洗净沥干，红枣洗净去核，一起放于砂锅中，加清水适量烧开后，加入鸡蛋煮熟，调味即可，分 2 次食用。

功效：补肝肾，健脾胃，滋阴润燥，养血除烦。适用于肝肾亏损、脾胃虚弱者已经以及慢性肝炎、肝硬化患者。

2. 灵芝北芪瘦肉汤

材料：黄芪 15 克，灵芝 10 克，瘦猪肉 150 克。

做法：瘦猪肉切成小块，加水适量，放入黄芪、灵芝，煮至猪肉熟烂，细盐调味即可。

功效：补脾益气、滋补强壮、补益精气、扶正培本。

3. 当归杞子猪肝汤

材料：当归、杞子各 10 克，胡椒、红花、肉桂各 1 克（或可不用），猪肝 150 克，生姜 2 片。

做法：各物分别洗净，药材稍浸泡；猪肝切为薄片，用清水浸泡半小时。先把药材下瓦煲内，加清水 1500 毫升，大火滚沸后改文火煲约 1 个小时，弃药渣留药液，改武火下猪肝，滚至刚熟，下盐、油便可。

功效：当归能养血、暖宫、治腹痛、丰胸、祛斑，谓“血虚能补”，能温经散寒、暖肾回阴、养血活血、养肝明目，化瘀止痛。

4. 党参当归羊脊骨汤

材料：党参 10 克、炙黄芪 10 克、炒白术 10 克、酒白勺 10 克、茯苓 10 克、肉桂 3 克、当归 15 克、熟地 15 克、炒川芎 6 克、炙甘草 6 克、羊脊骨 500 克、生姜 30 克；另外葱、黄酒、花椒、食盐、各适量。

做法：将药材放入纱布，聚拢纱布边缘用线绳挤紧。过水冲洗待用。羊脊骨清洗干净。锅中倒入清水，水开后，将羊脊骨放入水中氽烫，捞出备用。砂锅中注入清水，大火烧开，依次放入羊脊骨、葱、姜、花椒和中药包，再倒入一汤匙黄酒和少许盐。盖上盖子文火煲 2 个小时。服用时，将汤盛入碗中，可再加少许盐调味。

功效：双补气血。适用于气血亏虚，肝肾不足，面色萎黄，精神倦怠，肢软心悸，腰膝乏力等症。

5. 菟丝子粥

材料：菟丝子 30 克，粳米 150 克，白糖若干。

做法：将菟丝子洗净并捣碎，放入砂锅，加适量清水，小火煎汤，去渣取汁，再加淘净的粳米煮粥，待粥快好时加入白糖，稍煮片刻即可食用。

功效：有补肾益精、养肝明目、益脾止泻的作用。

6. 蜂蜜松仁粥

材料：松子仁 30 克，粳米 150 克，蜂蜜若干。

做法：松子仁洗净，捣成泥状，与淘洗净的粳米一同放入砂锅中，加适量清水，用大火煮沸，再换小火煮成粥，稍温后调入蜂蜜便可食用。

功效：可补益气血，疏通肝气，补肾益脾，润肠通便。

7. 瘦肉枸杞大枣糯米饭

材料：猪瘦肉 150 克，枸杞、益智仁、核桃仁各 10 克，大枣 10 枚，糯米 100 克，粳米 50 克。

做法：将瘦肉洗净切片，枸杞、益智仁、大枣、核桃仁洗净，瘦肉用酱油、糖、生粉、精盐等拌好，将拌好的猪瘦肉放入炒锅，煸炒片刻后捞起备用。将枸杞、益智仁、大枣与淘净的糯米、粳米一同放入砂锅，加适量水，煮饭，待米饭煮至即将干水时将煸炒过的猪瘦肉平铺于饭面，再煮至饭熟，放入核桃拌匀即成。

功效：有健脾益气、温补肝肾之功。

8. 猪肝肾饭

材料：粳米 200 克，猪肝和猪肾各 50 克，干姜粉 10 克，熟油、黄酒、白糖各适量。

做法：把猪肝及猪肾洗净，加工切块，再用熟油、黄酒、白糖等拌腌。把粳米淘净，放入砂锅中，加适量清水，用大火煮沸，小火煮成米饭，当煮到快要干水时，撒入干姜粉，将猪肝、猪肾平铺于饭面上，用小火将饭焖熟透，然后拌匀即成。

功效：益肝肾，补虚损，养血明目。

9. 红枣炒木耳

材料：红枣 15 枚，白木耳 15 克，黑木耳 15 克，盐、香油，葱、姜适量，清水 100 毫升。

做法：将黑、白木耳洗净浸泡后，切成条状备用；大枣洗净（剖开）备用；姜入油锅爆香后，放入准备好的黑、白木耳翻炒几下后，再加入洗净好的大枣，加水盖上锅盖稍焖 5 分钟后再快速翻炒，收汤后加入调味料即可食用。

功效：红枣富含各类维生素，是维生素的宝库。而木耳性味甘平，有清肺热、养胃肝阴、滋肾燥之功效。木耳中含有一种胶质成分及丰富的钙元素，可增加人体的免疫力。

10. 蘑菇炒山药

材料：干燥蘑菇 15 克、新鲜山药 300 克、芹菜 100 克。

做法：先将蘑菇洗净，再用热水泡约 10 分钟至变软，并将泡菇水留下备用。同时将山药去皮切小片，芹菜也切成相同大小。油热后，依序加入蘑菇、山药、芹菜炒熟，接着倒入泡菇水，待汤汁略收干后，加入适量淀粉勾芡，再加入一点酱油或少许盐调味即可。

功效：山药，味甘性平无毒，有健脾益气、滋肺养胃、补肾固精、长肌肉、润皮毛、滋养强壮等功效。适用于身体虚弱、食欲不振、消化不良、久痢泄泻、虚劳咳嗽、遗精盗汗、小便频数等症。可使人体元阳之气充沛，可增强人体抵抗力及免疫力。

11. 五味子鲜贝

材料：五味子 15 克，枸杞子 15 克，鲜干贝 600 克，葱、姜、米酒、香油、盐适量，冰糖 1 克。

做法：干贝洗净后，用葱、姜、米酒、香油腌制一下。五味子用清水洗净后，加入一碗半水以及枸杞子，小火慢煮约 20 分钟后，将五味子捞出来（因五味子有微微苦涩味，但也可保留），加入冰糖和盐调味，再加入少许淀粉勾薄芡，即成五味子酱汁。干贝表面粘淀粉后，用中火油炸约3分钟，成金黄色后捞起。将五味子酱汁淋在干贝上，或是直接蘸食皆可。

功效：五味子有甘、咸、酸、苦、辛味，一般中药店销售的皆是以蜂蜜蒸熟的蜜制五味子，颜色乌黑，具有调养五脏、强心镇定的功能。鲜干贝则具有滋补肝肾的功能，因此，当五味子遇上干贝时，不但清爽好吃，而且很适合当作冬季的养肝料理。

第七章
湿热伏中损肝胆，祛湿排毒寿命长

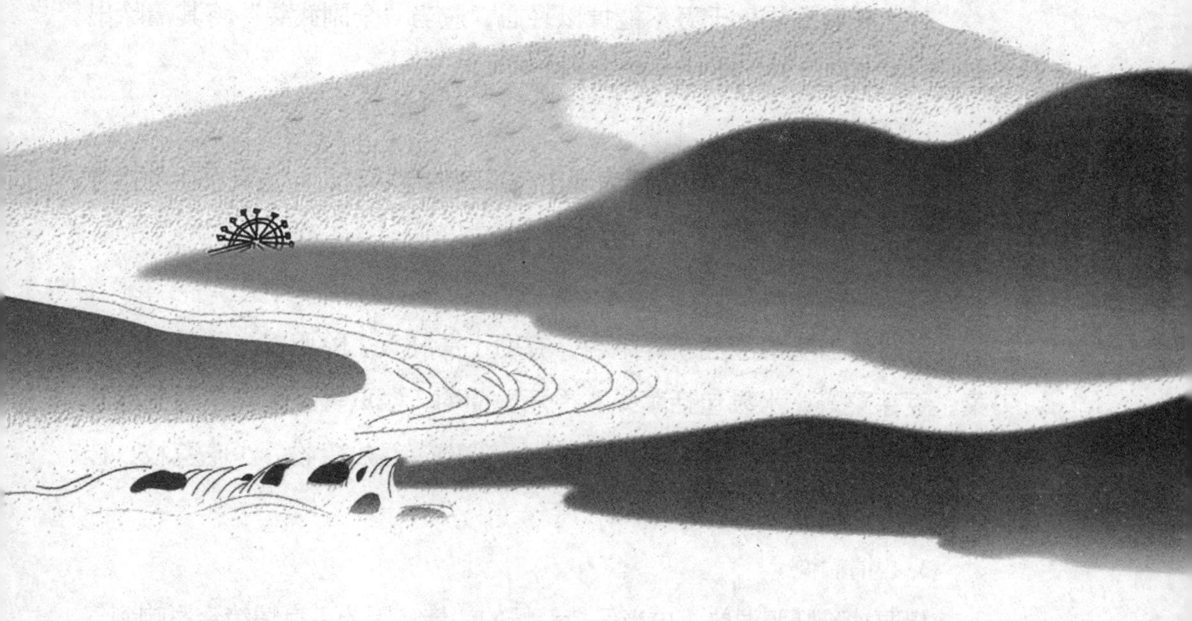

肝胆湿热，务必当心

湿热蕴结于肝脏之中很容易诱发疾病，表现出胁肋胀痛灼热，腹胀厌食，口苦泛恶，小便短赤或黄，大便不调，身目发黄，舌红苔黄腻，脉弦数等。

从中医的角度上说，想要清除肝胆湿热，应当以利湿清热、清肝利胆为原则，凉血化瘀、排净毒血为主。

湿热一旦潜入体内，就会像个疯狂的侵略者一样，在人体内“发狂”，肝脏受其侵袭之后就会表现出肝胆功能异常。

对于肝胆湿热，千万不能掉以轻心，应当“全副武装”将其清除出去。可以通过以下几种方法清除肝胆湿热。

1. 合理用药

当肝胆因为湿热的侵袭而表现出一系列的症状时，应当在医生的指导下服龙胆泻肝丸、清肝利胆口服液等中成药。

2. 饮食调养

平时适当吃些凉性新鲜果蔬，有助于清肝火、除胆湿。蔬菜包括芹菜、豆芽菜等，水果包括苹果、香蕉、葡萄、西瓜等。平时多喝些温开水，避免吃葱、姜、蒜、辣椒、羊肉、狗肉等温热食物。少吃荔枝、桂圆、橘子、石榴等过温性水果。

3. 心情愉悦

想要祛除肝胆湿热，应当保持舒畅的心情，因为不良情绪会影响到气机，导致气机不畅，肝功能下降，加重湿热症状。

4. 多运动

运动能够让身体气机变得更加通调，利于身体内湿热的排出，每天散散步，慢跑，打打太极都是非常不错的。

5. 穴位按摩

手掌贴着肋骨外侧缘，沿着肋骨一条一条向上推，推至第 6、7 肋骨时动作可以放缓，因为这个地方有个期门穴，它为肝之募穴，肝病都会在这个地方显现出来，出现不同程度的疼痛。此外，第 7、8 根肋间的日月穴为胆之募穴，沿着肋骨间隙推至腋下之后，顺着手臂、手掌到指尖一直推下去就可以了。

泡脚通经络，排毒泻湿火

在我们的足底分布着诸多经络、穴位，从古代开始，脚部的保健按摩就成了养生的重点内容，对于各种疾病，身体所出现的各种不适，都可通过脚部保健来治疗、缓解，对于湿热引发的各种病症也不例外。

人体的很多重要经脉都起源于足部，由脚趾开始，一直向上遍及全身。《黄帝内经》之中有云“流水不腐，户枢不朽”，意思就是说，水流动起来就不容易发臭，门转动起来就不容易腐烂，经络也是同样的道理，经络畅通，疾病也就不容易患上了，而泡脚能改善局部的血液循环，畅通经络，调节人体平衡，进而治病、防病。

记得有一次，一位女士来到诊所看病，已经年近四十。她告诉我，自己最近这几个月脸上和头发特别爱出油，这让她的自尊心大打折扣。我对她进行了一番诊断，发现她属于湿热体质，肝火旺盛，而且爱发火。我并没有给她开药，而是给她推荐了个简单的祛除体内湿热的方法——泡脚法。

中医认为，泡脚和艾灸穴位一样能推动血运、温煦脏腑、健身防病、改善脏腑功能。泡脚还能泻三焦之湿火，帮助肝脏排毒，安神助虑，非常适合皮肤爱出油、爱长痘者。

从肝的角度上说，肝藏血，是人体的“血库”，中医称头发是“血之余”，那么头发也能在一定程度上反映出肝脏的状况。爱掉头发、出油的女性应当注意对肝脏做一些必要的调护。泡脚能通过调理肝经来调理整个脏腑功能，去除脏腑之中的多余垃圾，提升体质，头发和面部出油其实就是肝脏太湿，肝脏之中的垃圾太多所致，而泡脚能清肝利湿，连续泡上一段时间，头发和脸自然就不会出油了。

可以在泡脚水中添加些盐、醋或中药材，比如添加五味子、香附、夜交藤、郁金、石菖蒲、百合等，能够畅通全身血脉，有益于身心健康。

最好在晚上 10:00 左右泡脚，因为这个时间离睡眠的时间很近，泡过脚后立即上床睡觉，利于子时肝经排毒。

一年四季泡脚对身体都是大有益处的，所以，平时要多泡脚，坚持每天泡脚不但能排毒泻湿火，而且有助于五脏六腑的养护，让身体更加健康，容颜更加美丽。

茵陈蒿汤，清热利湿退黄疸

茵陈蒿汤，中医方剂名，出自名医张仲景的《伤寒论》，由茵陈、栀子、大黄组成，为治疗湿热黄疸的常用方。

记得有一次，一对夫妇来诊所看病，我问他们谁不舒服，丈夫还没开口，妻子就指着丈夫说："他！"而丈夫却一脸委屈地说："大夫，我没有不舒服……"这到底是怎么回事呢？原来，丈夫最近并未觉得自己哪里不舒服，食欲也不错，而妻子却总觉得丈夫的皮肤颜色不对劲儿，发黄，眼睛也有些发黄，妻子怀疑他是得了什么病，连拉带拽把丈夫带到了诊所。

我对来者进行了一番检查，发现他的舌苔黄腻、脉沉数，确定他的脾胃和肝胆湿热比较严重，我问他是否存在大便秘结、小便短赤的症状，他惊讶地点了点头，我告诉他："你这不是没病，而是患上黄疸了，不过没关系，喝几副茵陈汤就没事了。"

茵陈汤的除湿热功能非常好，此方之中的茵陈味苦，性微寒，归脾经、胃经、肝经和胆经，为清热利湿、退黄的名方，临床应用非常广泛，效果也是非常不错的；栀子能护肝利胆，为治疗黄疸的常用药材；大黄以泻著称，能凉血泻火，有清热利湿、解积散滞、去瘀解毒等功效，三药联合应用，即可有效清除体内的湿热。

这三种药材除了可以煎汤，还可以将它们添加到粥内，效果也是非常好的。喜欢喝茶的人可以用其泡茶，每天取茵陈 18 克，栀子 9 克，大黄 6 克，一同放到茶壶或保温杯内，倒入适量沸水，盖盖闷 15 分钟，取其汁液代替茶来饮用，可多次续水，至其口味变淡。

不过要注意一点，茵陈蒿汤均由味寒中药构成，所以孕期女性要慎用，最好在医生的指导下用药。而且湿热重的人不适合用此方。

湿热黄疸有湿重于热和热重于湿的区别，对于湿多于热者，可以在这个方剂的基础之上添加茯苓、泽泻、猪苓等利水渗湿药材；热多于湿者，可在医生指导下添加黄柏、龙胆草等清热祛湿药材；伴随着胁痛者在此方基础上添加柴胡、川楝子等疏肝理气药材。

龙胆泻肝汤，清利肝经湿热

当湿热蕴结在肝胆，就会表现出胁肋胀痛灼热，腹胀厌食，口苦泛恶，小便短赤或黄，大便不调，或身目发黄等症，此时常用的方剂就是龙胆泻肝汤。

龙胆泻肝汤是清热剂，可清脏腑热，清泻肝胆实火，清利肝经湿热。主治肝胆实火上炎证，头痛目赤，胁痛，口苦，耳聋，耳肿，舌红苔黄，脉弦细有力；肝经湿热下注证，阴肿，阴痒，筋痿，阴汗，小便淋浊，或妇女带下黄臭等，舌红苔黄腻，脉弦数有力。临床上经常用此方治疗阴虚而不甚、阳亢而不烈的高血证和滴虫性阴道炎、阴痒、带下等证。

我曾接诊过一位全身泛发型湿疹的高中生，他因为湿疹已经2个月没有去学校了，对于临近高考的高三毕业生来说是巨大的打击，孩子的家长告诉我，在过去的2个月里，孩子一直在接受治疗，但是病情仍不见好转，后经人介绍找到我，希望能通过中医疗法帮孩子解决病痛。

我见患者的身上以泛发性红黄色丘疹渗出为主，抓痕随处可见，孩子的舌质红，舌苔黄白黏腻，脉滑有力，整体表现出湿热盛。出现疾病的根本病因在肝经，我给患者推荐了龙胆泻肝汤原方3剂，嘱咐患者回去之后按方服药。

方剂构成及用法：龙胆草（酒炒）、生甘草、木通、柴胡各6克，黄芩（酒炒）、山栀子（酒炒）、车前子、生地黄（酒炒）各9克，泽泻12克，当归（酒炒）3克。

此方之中的龙胆草大苦大寒，可清利肝胆实火，还可清利肝经湿热，是君药；黄芩、栀子苦寒泻火，燥湿清热，是臣药；泽泻、木通、车前子渗湿泻热，导热下行；实火所伤，损伤阴血，用当归和生地养血滋阴，邪去却不伤阴血，同是佐药；柴胡舒畅肝经之气，引诸药归肝经；甘草能调和药性，同为佐使药。

连服 3 剂之后，患者的湿疹和瘙痒都得到了缓解，共服药 13 剂之后，患者痊愈。

提醒大家注意一点，此方之中的药物多苦寒，容易伤脾胃，所以不适合脾胃虚寒和阴虚阳亢之证的患者。

加味菊花茶，平肝降火除油腻

一到夏天，很多人的肌肤就会变得油腻腻的，尤其是夏季的脸上，早上上班的时候还好一些，可是等到晚上下班的时候，用手一摸都是油，一照镜子满面油光，这可如何是好?

从中医的角度上说，皮肤油腻主要为肝经湿热导致的，加味菊花茶可清除肝经内的湿热，常喝加味菊花茶不仅能去除皮肤油腻，还可使女性朋友拥有靓丽的容颜。

前段时间，有个衣着时尚，身材和脸型姣好的女孩来到诊所看病，女孩告诉我说，自已的皮肤一直爱出油，尤其是 T 字区出油更严重。她从事的是电子产品的销售，每天上班的时候都要化妆，但是过不了多久就会由于脸上的油而不得不去补妆，每天都觉得好麻烦。经过一番诊断，我断定姑娘的脸之所以爱出油，和肝经湿热有很大的关系，于是嘱咐她回去之后每天泡些加味菊花茶喝，清除肝经湿热之后，脸自然就不会再油腻了。

加味菊花茶的具体做法：取菊花 5 ~ 10 克，绿茶 3 克，冰糖或蜂蜜适量。将菊花、绿茶一同放到干净的茶壶内，倒入适量沸水，盖盖闷 5 ~ 10 分钟，最后调入适量冰糖或蜂蜜即可。每天服 1 剂，代替茶来饮用，可以续水至味淡。

此茶之中的菊花有滋阴清热、平肝降火、散风解毒等功效，能清除由于压力过大而致的火气，还能在一定程度上防治痘痘，养眼明目，美白肌肤等；绿茶能促进消化，防辐射，还能防癌，降血脂，减肥等。可以清热化痰，去除油腻，收敛肌肤。绿茶性寒，归肝经、脾经、肺经和肾经，是清肝经湿热，美容保健的佳品。

还可以将菊花和绿茶一同放入锅中，和粳米一同熬粥，熬煮成粥后加入适量白糖和冰糖调味就可以了。

但是要注意一点，贫血者和处在经期的女性不适合服用此茶，因为绿茶、菊花均性寒，会让贫血者的体质变得更差，或影响正常行经过程。而且，绿茶里面还含鞣酸，能和食物里面的铁分子结合在一起形成沉淀，不利于人体吸收铁分子，增加体内铁的流失。茶内的碱类物质会让人变得神经兴奋，加重头痛、腰酸、痛经等经期症状。

洗脸的时候可以先将菊花和绿茶一同煎汁，晾凉后用其洗脸，每天洗 1 ~ 3 次，脸上爱出油的地方要着重洗，并适当按摩 2 分钟左右，能有效清除面部油腻。

玫瑰柴果茶，退热疏肝平肋痛

肋痛是一种中医病名，是指一侧或两侧胁肋疼痛为主药表现的病症，为临床上较为常见的自觉症状。在一般人看来肋痛并不是什么大毛病，所以很多人出现肋痛的时候并不会去看医生。从中医的角度上说，肝经湿热为导致肋痛的原因之一，治疗时应当注意清除湿热、疏通经络。

前段时间有位患者来诊所看病，她告诉我说自己经常岔气，特别是情绪不好的时候。其实岔气就是指两肋发痛。我对她做了简单的检查，发现她的脸上不仅有色斑，而且泛着油光，我问她是不是有什么不开心的事情，她无奈地点了点头，之后又摇了摇头，我微微笑了笑，没有说话，只是告诉她她的肋痛和体内的湿热以及她的情绪波动有着很大的关系。

当一个人过度思虑之后，身体气机就会变得缓慢，肝主疏泄之功就会受影响，若肝郁气滞，时间久了就会化火，特别是身体中有水湿内滞的人，很容易导致肝经湿热，进而使得肝经循行的两肋疼痛。

人的一生之中，不如意者十之八九，在这种情况下，自我调节情绪变成了很重要的事情，不懂得自我调节情绪，人生不是很痛苦吗？心情长时间不好，身体健康又怎么能有保障？不管遇到什么不开心的事情，我们都应当保持良好的情绪，否则会肝郁成疾，损害身体健康。

除了调节情绪，还可以通过适当的药食来调理身体，特别是在出现上面提到的那位女士表现出的症状时，一定要及时就医。我给那位女士开了个以柴胡、川芎、郁金、木香、枳壳、白芷、地龙、甘草等为主药的方剂，同时嘱咐她回去之后尽量保持平静的心情，对于她病情的康复大有益处。

当她再来复诊的时候，之前出现的岔气症状已经基本消失，于是我嘱咐她停止服用药方，改服食疗方——玫瑰柴果茶。

具体做法：干品玫瑰花 5 ～ 10 朵，柴胡 5 克，苹果半个。将干品玫瑰花、柴胡放到干净的大茶杯内，倒入适量沸水冲泡；苹果洗净之后切成薄片，放到茶杯内，盖好杯子盖，静置 3 ～ 5 分钟后即可饮用。每天 1 剂，喝茶、吃苹果，最好当天吃完，连续吃上 1 ～ 2 个星期。

此方之中的玫瑰花芳香气浓，有理气活血、疏肝解郁、和胃止痛之功，适用于肝胃湿热导致的肝气胃痛，胸胁、脘腹胀痛，嗳气不舒等症；柴胡有退热疏肝、解郁镇痛之功，而且能升散燥湿。经常用来治疗肝郁气滞、胸胁胀痛；苹果营养丰富，而且有一定的营养价值，从中医的角度上说，苹果性平，味甘、酸，有清热止渴、安神除烦之功；苹果中富含钾，有利尿、排毒之功，由此可见，苹果不仅能清热除湿，而且可以生津补益。

将玫瑰花、柴胡和苹果搭配在一起，不仅能清除体内或肝经之中的湿热，还可疏肝解郁，除邪止痛，因此能有效治疗湿热胁痛。

有时间的话，还可以用上述茶材熬粥，具体做法：取干品玫瑰花 5 ～ 10 朵，柴胡 5 克，苹果半个，大米 100 克。将干品玫瑰花、柴胡放到干净的锅内，和淘洗干净的 100 克大米一同熬煮至粥将成时放入洗净切片的苹果，继续熬 3 分钟即可。

不过在此提醒大家注意一点，导致胁痛的原因很多，若肝郁并未有湿，则不宜用上述食疗方来调治身体，使用此方时首先要辨别自己的身体是否为湿热导致的，真阴亏损、肝阳上亢、口舌糜烂者乱用此方可能会导致血压下降、心率减慢等不良反应，高血糖、糖尿病患者也不能服用此食疗方。当然了，食疗方固然重要，但是心情的调养还是必需的。

玫瑰疏肝茶，柔肝醒脾平肋痛

去年夏天，有位四十出头的女士来到诊所看病，她告诉我，自己从2年前开始两肋不时隐痛，身乏体重，眼球昏黄，听完她的叙述，我初步诊断她出现的是肝郁，因为两肋痛多和肝胆瘀滞有关。

那位患者告诉我，自己是一个非常情绪化的人，经常发怒，随着更年期临近，情绪就更加不稳定了。我看了看她的舌头，舌质暗，舌苔黄，我给她把了把脉，尺脉浮数，说明肝有湿热，我断定她的症状应当通过疏肝利胆、清湿热的方法来治疗。我给她开了几剂除湿热的方剂，连续服用5剂后，两肋痛的症状得到了缓解，之后我在原方上进行加减，她继续服用1个星期之后症状基本痊愈，我给她推荐了玫瑰疏肝茶，让她回去之后坚持饮用。

玫瑰疏肝茶的具体制作方法：玫瑰花、佛手各5克，将玫瑰花和佛手一起放到瓷杯或玻璃杯内，倒入适量沸水，浸泡10分钟左右即可。每天1剂，随喝随泡。

此茶之中的玫瑰花是珍贵的药材，有调和肝脾、理气和胃之功，玫瑰花气味芳香，既能疏肝理气又能解郁、活血散瘀、调经，有柔肝醒脾、行气活血之功，适合肝胃不和引发的胁痛脘闷、胃脘胀痛、月经不调、经前乳房胀痛等症。玫瑰花还能在一定程度上治疗面部黄褐斑，非常适合中青年女性饮用，是养颜、消炎之佳品。

佛手味辛、苦、酸，性温，有特殊的香气，能和中理气、消痰利膈，治疗胃痛胀满、痰饮咳嗽、呕吐少食等症。此方之中的佛手既能助玫瑰花之力，又可以行气导滞、调和脾胃，二者一同泡茶，即可达到解郁、宽中理气的目的。

在中医看来，女子以肝为本，只有养护好肝脏，才能确保身体中的血液充足，才能美容养颜。

即使没有出现肝脏湿热，也可以泡上一杯玫瑰花茶舒缓身心，抵御湿热，拥有健康的身体。

加味芦荟粥，清除肝热缩毛孔

人体随着年龄的增大，毛孔的粗大现象会更加明显，而年轻人的皮肤却是那么细致紧密，羡煞旁人。

现在，无论男性女性，人们越来越重视自己的肌肤状况，选择各式各样的保养品、化妆品为肌肤“遮瑕”，让肌肤看上去青春致密一些，但是很多女性朋友卸妆之后却与卸妆之前判若两“皮”。

中医认为，肝脏湿热为皮肤毛孔粗大的重要原因之一，而芦荟味苦，性寒，能归肝经，清除肝热，并且还能通便、杀虫、解毒。我经常会给毛孔粗大的朋友推荐加味芦荟粥。

从医学的角度上说，毛孔粗大与身体中的组织有关，因此收缩毛孔的时候不要忘记内在调理。

毛孔粗大主要为油脂分泌太过导致的，皮脂之所以会分泌过旺，主要是由于身体内的湿热过重。肝脏为分解、代谢油脂之处，若肝脏湿热，油脂就会随湿热之气一同上行到头面，经皮肤毛孔分泌出来，如此一来，面部不仅容易出油，毛孔也会由于长期处在张开的状态而变得粗大。

随着年龄的增长，皮肤中的水分会减少，角质会增多，皮肤的弹性逐渐丧失，毛囊周围失去了支持结构，进而导致毛孔粗大。

可不管你出现的毛孔粗大是哪种原因导致的，都可以通过内养方式来收缩毛孔。而内养的最佳选择就是加味芦荟粥。

加味芦荟粥的具体做法：取芦荟、酒酿各 30 克，柠檬汁 20 毫升，大米 20 克。大米淘洗干净之后放入锅中，倒入 500 毫升清水，开大火烧沸后转成小火熬煮；芦荟洗净后切成薄片；粥熬煮 20 分钟时放入芦荟和酒酿，继续煮 10 分钟，最后调入柠檬汁即可。每天吃 1 剂，一次或分数次吃完。

此粥之中的芦荟味苦，性寒，能归肝经、心经和脾经，可以清肝热、通便、杀虫解毒，用它平肝清热，能提升肝脏的分解、代谢油脂的功效。并且，芦荟还能软化角质、收敛皮肤和保湿、消炎、美白等，不管是内服还是外用，都能在一定程度上收缩毛孔、嫩白肌肤。

柠檬为美容佳品，味酸，可以入肝养肝，能提升肝的藏血功能，让肝脏的解毒功能正常发挥，柠檬汁不管是内服还是外用，都能清洁毛孔，平滑、光亮肌肤等。

酒酿又叫酒糟，营养丰富，含少量酒精，所以能促进人体血液循环，能起到药引子的作用，而且它还可以益气生津，调养脏腑，利水消肿，特别是可以促进肝功能的正常发挥，进而收缩毛孔，细致、滋润肌肤。

如果觉得熬粥麻烦，可以直接取 20 克干芦荟、30 克酒酿一同放到茶杯内，倒入 500 ~ 800 毫升沸水，盖盖闷 5 ~ 10 分钟后，调入 20 毫升柠檬汁即可。

虽然芦荟对人体大有益处，能清除肝经湿热，收缩毛孔，但是还是提醒大家不要乱用芦荟。健康成年人每天服 3 厘米长、4 厘米宽的芦荟叶肉 1 块为宜，老年人要酌情减量，妊娠期和经期的女性应当忌用芦荟。

爱美的女性可以取新鲜的芦荟，捣烂之后和少量酒酿、柠檬汁调和均匀，洁面之后敷到面部 15 ~ 20 分钟，之后用清水洗净，每个星期涂 1 ~ 3 次，不但能软化角质，还能收缩毛孔，洁净肌肤。

菊花延龄膏，清除湿热驻容颜

菊花延龄膏出自《慈禧光绪医方选议》，有疏风泄热、清肝明目、解毒消肿、滋补等功效，可以清除肝胆和肺胃之湿热，进而抗衰老、驻容颜。

菊花延龄膏有防衰美容之功，在古代，它是慈禧太后最喜欢、最常用的药膳之一，用于防衰美颜，在慈禧老年之际，更是经常服食此药膳。书中记载此方主要用于脉弦数、肝经有火、脾胃蓄热、气道不畅、目脾艰涩等症。通过上述介绍我们不难看出，菊花延龄膏能清热平肝、除肝胆和肺胃湿热。

菊花延龄膏的具体做法：将菊花洗净后放入砂锅内，倒入 1000 毫升清水，开大火烧沸后转成小火继续熬煮，至其熬成浓汁后过滤掉其中的渣，之后拌入蜂蜜，搅拌成膏，晾凉后装到带盖的容器内，每次取 10 克左右，用温开水冲服，每天服 2 ~ 4 次就可以了。

此方之中发挥重要功效的就是菊花。菊花味辛疏散，体轻达表，气清上浮，微寒清热，可疏散肺经风热，不过发散表邪之力不强。经常用其治疗风热感冒，温病初起，温邪犯肺，发热、头痛、咳嗽等症，经常和性能功用相似的桑叶同用，而且经常和连翘、薄荷、桔梗等配伍，常见方剂：桑菊饮。

菊花性寒，入肝经，能清肝热、平肝阳，经常用其治疗肝阳上亢，头晕目眩，和石决明、珍珠母、白芍等平肝潜阳药同用。如果肝火上攻导致眩晕、头痛、肝经热盛、热极动风等，可以和羚羊角、钩藤、桑叶等有清肝热、熄肝风作用的药物同用，常见方剂：羚角钩藤汤。

菊花辛散苦泄，味寒清热，入肝经，可疏散肝经风热，还可清泻肝热以明目，因此能用其治疗肝经风热，或肝火上攻导致的目赤肿痛，治疗前者常和蝉蜕、木贼、白僵蚕等有疏散风热、明目之功的药物配伍，治疗后者经常和石决明、决明子、夏枯草等有清肝明目之功的药物配伍。如果肝肾精血不足，目失所养，视物昏花模糊，经常和杞子、熟地黄、山茱萸等有滋补肝肾、益阴明目作用的药物配伍，常见方剂：杞菊地黄丸。

菊花味苦性寒，有清热解毒之功，能用来治疗疮痈肿毒，经常和金银花、生甘草共同应用，常见方剂：甘菊汤。

可以采下菊花晾干，塞到枕头里面，枕着菊花枕入眠，能促进睡眠，还可让人在睡醒之后倍觉头脑清醒。

菊花还可以用来泡茶，直接取 10 克左右的菊花放到干净的茶杯内，倒入适量沸水冲泡，盖盖闷 5 分钟左右，至水变温之后，调入 10 ~ 20 毫升的蜂蜜就可以了。

不过在此提醒大家注意一点，菊花虽好，但是并不适合脾胃虚寒、贫血的人服用，因为它会加重虚寒症状，导致脾胃功能下降，让贫血的人的体质变得更差。对于女性来说，还可能诱发行经不顺。

夏枯草膏，清泻肝火散郁结

夏枯草膏是一种以夏枯草为主药制成的膏剂，有清火，散结，消肿之功。适用于火热内蕴导致的头痛、眩晕、瘰疬、瘿瘤、乳痈肿痛；甲状腺肿大、淋巴结核、乳腺增生病等证候。

前段时间有个 20 岁的女孩儿来诊所看病，她告诉我自己的淋巴结经常性地疼痛，特别是熬夜劳累或上火时，疼痛就会找上自己。因为此病她没少打针吃药，可病情仍然反反复复。这一次疼痛又找上她，她希望能通过中药来缓解疼痛，我给她开了几瓶夏枯草膏，服完一瓶之后，疼痛、肿块就消了很多，连续服了 3 瓶之后，她的脖子就恢复到了之前的健康状态。

从中医的角度上说，夏枯草膏味苦、辛，入肝经和胆经，有清泻肝火、解郁散结、明目止痛、消肿利尿等功效，因此能有效缓解小姑娘出现的上火导致的淋巴结肿痛。

除了可以服用夏枯草膏之外，还可以直接取干夏枯草 20 ~ 30 克泡茶来喝，喜欢甜味的朋友可以调些蜂蜜，功效更佳。

夏枯草与菊花、决明子配伍，能治疗眼睛红肿疼痛；夏枯草与石决明、钩藤等配伍，能治疗头晕、头痛；夏枯草与玄参、贝母、牡蛎等配伍时，能治疗淋巴肿痛、乳房红肿疼痛、乳腺炎等症。

不过在此提醒大家注意一点，用锅煮夏枯草的时候不能用铁制品，防止破坏其药效；孕妇、感冒患者、身体虚弱者均不宜服夏枯草；服药期间忌食辛辣油腻食物；若服药后出现丘疹等过敏反应，应当立即就诊或及时就医。

三花酒，疏肝解郁祛黄斑

对于爱美的女性来说，脸上任何地方出现的任何瑕疵都是“致命的”，黄褐斑就更不用说了，很多青年女性的面部都出现了黄褐斑，这种斑用普通的药膏根本达不到根治的目的，有些虽然见效，但收效甚微。

实际上，即使是色斑这种外在状况，也是和内部组织出现的毛病有很大关系的，所以仅仅采取外治的方法色斑还会再度长出，只有内外兼调才是根治之理。

前段时间有位女孩儿因为脸上的色斑找到我，问我有没有什么好一点的方法能祛除脸上的色斑。经过一番诊断，我断定这个女孩儿本身是湿热体质，她出现的黄褐斑和湿热有很大的关系，黄褐斑还有个名字叫“肝斑”，从中医的角度上说，面部色斑主要为肝气郁结、体内气机和面部血液循环不畅、色素长时间沉淀导致的。

对于她所出现的黄褐斑，应当从清热除湿、疏肝解郁、活血化瘀等方面着手治疗，思考了一会儿，我给她推荐了三花酒，内服的同时外用。

三花酒的具体做法：干品红花、桃花、白梅花各 20 克，白酒 400 毫升，取一个干净的带盖的玻璃杯。先将红花、桃花、白梅花一同放入玻璃杯内，倒入白酒，盖盖密封，静置 1 个星期之后即可开盖饮用，每天喝 1 ~ 2 次，每次 30 ~ 50 毫升。

我嘱咐女孩儿，回去之后如法炮制，饮用的同时每天早晚取少量放在掌心，涂在面部长黄褐斑的地方，轻轻按摩 3 ~ 5 分钟即可。

此酒中的红花有活血散瘀的作用，红花味辛，性温，能入心经和肝经，解郁开结、通经，能让患者的周身气血变得通调，消除黄褐斑；桃花有非常好的利尿通便之功，能排出体内，特别是肠道内的湿热之气，而且有活血化瘀之功，所以人们一直视其为祛斑美容之佳品；白梅花香味浓郁，性平，味酸、涩，入肝、胃、肺三经，既能疏肝理气，又能调理脾胃，还可促进肝阳之升发，排除体内之湿热，解郁散结。所用的白酒能促进浑身气血之循环，还能够引领各种花里面的营养物质迅速到达全身各处，进而充分发挥其功效。

有的女性朋友可能会说，我从来都是滴酒不沾的，也忍受不了酒的辛辣刺喉，怎么办？其实除了可以将其制成三花酒，还可以直接取干品红花、桃花、白梅花各 3 克，放到干净的茶杯内，倒入 600 毫升沸水，闷 3 分钟之后，频繁饮用，可以调入少许白糖或蜂蜜。

但是提醒大家注意一点，不管是三花酒还是三花茶，其活血散瘀之功都是比较强的，虽然能改善肝气郁结、血瘀导致的黄褐斑，但是并不适合血虚患者服用。经期、孕期的女性也是不能用此方的，防止大出血、流产等严重后果。

第八章
打通肝胆经，养肝很轻松

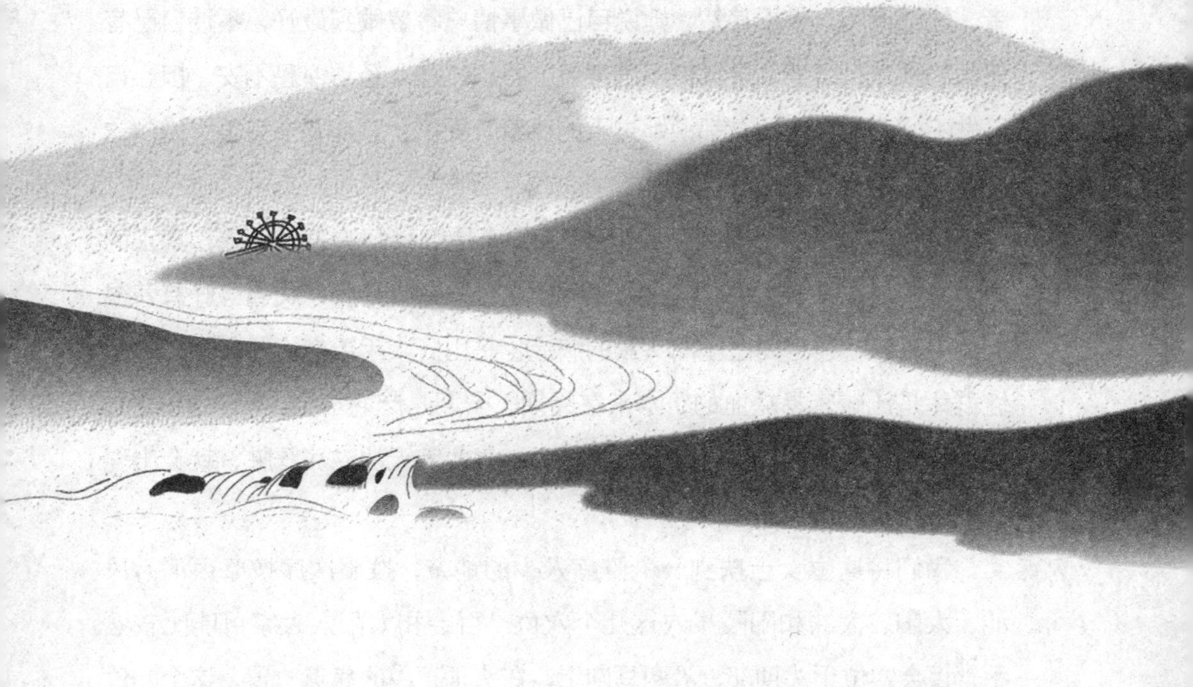

头晕是气血虚，可常按这些穴位

曾经与一个好朋友一起参加一个酒会，搞得非常的宏大，给人的感觉非常不错，尤其是参加酒会的女士，真是风姿卓绝，美不胜收，身处其中，真是应接不暇。正在我左右环顾的时候，我的朋友搀扶一位女士走了过来，“这次就拜托你了，我的老朋友！这位张小姐也是我的好朋友，今天特意从外地赶回来参加的，不知道怎么了觉得头晕。你赶快给看看吧”。我走到她的身边，让她仰靠在沙发上，发现她的脸色泛红，脉搏很弱，而且舌苔非常的黄，典型的肝阴不足。我觉得这位小姐一定是一个完美主义者。仔细询问，果不其然，她说自己做事情总希望做到最好，不让自己有任何的缺点，事情如果觉得不满意就会心烦气躁，经常惶恐不安，担心自己做不好。很多的朋友都说她过于的执着、固执，总是要求完美。说到这里，我基本知道是什么原因了。

中医讲“诸病于内，必形于外”。头痛是给我们的表面现象，真正的原因其实是在脏腑之中。伤到哪了呢？这个器官就是肝，头痛与肝有着很大的关系，就连因高血压而头晕的病症也是由肝入手治疗。“肝藏血”，女性群体是比较容易缺血的，本来在经期、孕期、产期都会虚损大量的血，加上脾气非常暴躁，给自己很大的压力，气血就无法滋养肝脏，就会出现头晕的症状。

我们将这位女士扶到一个僻静人少的地方，按照次序按摩百汇、风池、太阳、太冲和阳陵泉穴这几个穴位。百会和太阳穴大家可能比较熟悉，百会穴位于头顶部，沿两耳向上，在头顶正中的焦点位置，这个穴位是阳气聚集之所，按摩百会穴可以提升阳气，清热开窍。头痛有很多的外因，比如风寒外袭、风热犯上、肝阳上亢、气血亏虚、痰浊蔽阻、瘀血等。最为普遍的原因就是肝阳上亢，这是治疗肝病重中之重。风池是阳气升发的穴位，可以有效地促进气血运行。太阳穴可以说是生命要穴，可能很多人都会下意识的按摩这个穴位缓解头疼，只是不知道为什么要按摩这个穴位罢了。这个穴位位于我们的外眼角向额头延伸的位置，很多老年人在头疼的时候都会按揉这个地方，实际就是对太阳穴的按摩。风池穴位于胆经上面，处于我们的脑后，在枕骨之下，耳后发际下凹窝中，与耳垂齐平。在《灵枢·热病篇》中讲："风为阳邪，其性轻扬，头顶之上，唯风可到……主中风偏枯，少阳头痛，乃风邪蓄积之所，故名风池"。肝胆互为表里，肝血亏阴虚，水不润肝的时候，肝火就会上亢，气火上涌导致头晕。而风池穴的主要功能就是驱散风邪，对风池穴的按摩就会起到降肝火的作用。而且风池穴与太阳穴的配合是最佳的，一起按摩可以做到提神醒脑。太冲穴就是在肝经的穴位，它是肝经的原穴，凡是与肝有关的疾病，治疗的时候就必须按摩太冲穴。太冲穴在第1、第2跖骨结合部之前凹陷处，也就是从大脚趾和二脚趾的中间往脚背按揉，会揉到一个柔软的地方，就是太冲穴了。而阳陵泉穴则是筋气会聚的一个穴位，按摩它可以提阳润脾，降泄肝胆之火。这几个穴位配合按揉，去肝火，滋阴提阳，是缓解肝阳上亢而头晕的最好方法。

我对张小姐依次按揉这几个穴位，刚才头晕恍惚的张小姐马上就有了精神，急忙请教我这个方法，说出自己多年头痛的苦楚，一两个月就会发作一次，每次都是用睡眠缓解疼痛。因为这个病，她失去了很多的机会，心里非常的苦恼。身边很多的女性朋友可能都会有这样的症状，但是都没有在意。我看着这位商界的女强人，她的性格中执着的成分过大，不能很好地缓解自己的情绪，那就是一种精神的折磨，如果长期处于这种状态，也会对身体造成很大的伤害，所以一定要保持心态的平和，及时补充亏虚的气血。

大敦穴，帮你养肝的要穴

大敦穴为肝经上的第一个穴位，取穴的时候，可采取正坐或仰卧姿势，大敦穴位于大拇趾（第二趾一侧）甲根边缘 2 毫米处。大敦穴也是肝经之井穴，即为经气汇聚之处。大敦穴能够治疗目大敦穴（指压此眩、腹痛、肌肋痛、冷感症。此外，能使头脑清该穴也被称作镇静、恢复神智之晰、眼睛明亮）要穴。

大敦穴是木经木穴，有疏肝理气之功，能够治疗气郁不舒导致的妇科疾病，如闭经、痛经、崩漏等；并且还能够治疗阳痿、尿频、尿失禁等症。

我们在生闷气、心情不畅之时可用大拇指按摩大敦穴，此时按摩能够感到酸、胀、痛。每次按摩 3 ~ 5 分钟，先左后右。艾灸此穴效果会更好。

此外，大敦穴还具有非常好的养生保健之功。很多人有过这样的经历，一天到晚忙着工作，身心疲惫，躺在床上不能入睡，清晨起床的时候神志不清，身体疲倦，没有精神。上述症状很容易出现在 30 ~ 40 岁的中年人中，如果持续这种状态，会对身体和精神产生巨大危害。出现上述状况，可以尝试着按摩大敦穴，能够治疗昏睡，让人顿觉神清气爽。按压的时间为 7 ~ 8 秒，之后慢慢吐气，每天睡前重复 10 次左右，等到第二天起床的时候就能够看到效果，如果清晨起的比较晚，也可以在床上按压此穴。此外，大敦穴还有很多养生保健之功，如治疗疝气时、火气旺盛时均可按揉大敦穴。

当然了，在进行穴位按摩的同时，还应当懂得进行自我调节，每天笑口常开，态度积极，同时配合穴位的按摩，才能够更好地养肝。

肝脾肾同补，就找三阴交

从中医的角度上说，人体经络为运行气血，联系脏腑、体表、全身各处的通道，为人体功能的调控系统。

三阴交穴为经络链接的枢纽，人体的十二正经之中，有 3 条正经会经过三阴交穴，它的健康状况直接影响着这 3 条正经的健康状况。

我们的足底有 3 条阳经、3 条阴经，本来，这些经脉处于平行状态，三条阴经指足太阴脾经、足少阴肾经、足厥阴肝经。从中医的角度上说，脾统血，肝藏血，行气，肾藏精，三阴交穴虽属脾经，但是由于与另外两条经脉之间有着密切联系，因此，经常按揉三阴交穴能够健脾益血、调肝补肾，此外，还可安神、促进睡眠。

三阴交穴很容易找到，位于小腿内侧，足内踝尖上 3 寸，胫骨内侧后方。取穴时采取正坐姿势，将除大拇指外的其余四指并拢，小指下缘靠近内踝尖，食指上缘所在水平线和胫骨后缘交点处。

人体五脏六腑间相互联系，一旦某一脏腑出现问题，其他脏腑就会受影响，因此中医认为，养生、治病要从整体入手，千万不可头痛医头，脚痛医脚。

肝、肾、脾之间关系密切，肾藏精、肝藏血，精与血之间相互化生、相互转化，因此，自古以来就有“肝肾同源”“精血同源”之说，血的化生要依赖精气气化，肾经充沛也要靠肝血滋养，因此，想养好肾，一定要重视肝脏的保养。

肾为先天之本，脾为后天之本，肾与脾是先后天互相滋养的关系，肾藏精，要依靠脾胃化生之水谷精微来补充、濡养；脾胃化生水谷精微的功能要依靠肾中元气之激发、推动，因此，养肾的同时必须养脾胃。

那怎么做才可以肝肾脾同补呢？最简单的方法就是刺激三阴交穴。三阴交穴为脾经之井穴，脾最重要的功能就是将体内的水湿浊毒运化到体外，每天中午 11：00，脾经当令，此时按揉左右腿上的三阴交穴各 20 分钟，能够将身体中的湿气、浊气排出体外，人体皮肤出现湿疹、荨麻疹、过敏等疾病的主要诱因就是体内湿气、浊气的扰乱，此时按揉三阴交穴就能够将这些湿气、浊气赶走，让肌肤变得光洁而细腻。

人体的任脉、督脉、冲脉之经气同起于胞宫，每天晚上 5：00 ~ 7：00，肾经当令，此时按揉两腿上的三阴交穴各 15 分钟，可促进任脉、督脉、冲脉畅通。晚上 9：00 ~ 11：00 的时候，三焦经当令，按揉两腿上的三阴交穴各 15 分钟，有祛斑、祛痘之功。三焦为人体气血运行之通道，想要让身体中的各个器官、经络得到气血之滋润，三焦的畅通是必不可少的。

按摩方法见效的速度相对较慢，因此，要拥有坚持不懈的精神，每天抽出一定的时间进行穴位按摩，这样才可以获得最佳的疗效。

按摩背部穴位，化解无形“梅核气”

就在前不久，我的一位远房大哥来看我，我下班之后回到家，发现大哥面色难看，而且手还在不停地使劲揉捏嗓子眼，我看到这种情况，猜测是他的身体出现了问题。

大哥看见我下班回来了，立即站起身来迎接，相互聊了几句才知道，原来就在前段日子，不知道是怎么回事，突然就感觉自己的嗓子里面好像有东西，大哥来我这里之前也没少去医院，耳鼻喉科也去看了，还做了鼻腔镜、颈部B超等检查项目，结果是一切正常。可是大哥就是感觉非常不舒服，用他的话说，感觉嗓子里面好像夹着一个桃核，只要是一低头，就难受得不行。

我听完了大哥的描述，才发现大哥得的是中医传统的疾病——“梅核气”。这种病一般是因为生了很大的气，才会出现这种症状。正是因为得这种病的人会感觉喉咙里有一个梅核样的东西堵着似的，所以中医把其称之为“梅核气”。

假如一个人生气了，情绪就不好，这样就会导致肝经的气循环不畅，淤滞了肝经，不能够顺利通过咽喉，因此，肝气就会在咽喉部分淤滞成一团，就好像是一个无形的“核”一样。患者为了缓解难受症状，就会习惯性地揉捏嗓子眼。

当大哥听完了我的分析频频点头。在和他的聊天中，我才明白，原来前段时间，老人家与媳妇因为孙子的教育问题发生了争执，那几天心情都不好。再加上以前积累的一些事情，心情非常压抑，然后不知不觉就觉得身体不舒服。

我也不便多说什么，让老人坐下来，给他按摩背后的风池、风府、天柱三穴，每穴按了3分钟；按摩完之后，又在老人的后颈部、两侧肩井穴处各按摩了5分钟；随后让老人俯卧下来，用拇指指腹轻轻地按揉老人家的肝俞、胆俞、膈俞、脾俞、胃俞等穴3分钟；之后，又用大鱼际在这几个俞穴以及大椎穴上擦了几分钟，一直到老人家后背这几个穴位发红发热。按摩结束之后，让老人吞咽唾液，老人当时就感觉症状减轻了好多。

背后的俞穴和督脉上的穴位对于提升老人因为缺少运动而沉降的阳气，促进气血循环，缓解病症有很好的效果。

要说这治疗原理，也极其简单。其中的风池、风府、大椎穴都是督脉上的大穴，督脉是阳脉之海，刺激这几个穴位，对于提升阳气，护佑老人的健康是很重要的。而其他的背俞穴则是足太阳膀胱经的穴位，也具有很好地通阳解郁的功效，尤其是肝俞和脾俞，直接与情绪紧密相连，最能化郁解烦。这些穴位结合起来，可以调节气机，生发老人因为气血不足、缺少运动而沉降的阳气，阳气一旦生发起来，便可调动人体内的气血循环，解除病障。我将按摩的方法一一示范给老人家，老人家学得很认真，可老太太在一边是欲语还休，可能是担心回到家里大哥不能遵照执行。对于老人的担忧，我也很能理解，想起以前一位老师传教给我的一个方子，便将其写给了老人，让他自己在家里做，成本也不高。具体做法如下。

将1000克左右的水芹菜洗净捣烂取汁，然后加少量蜂蜜用文火煎成黏稠状，然后密封起来放冰箱里，每天取一茶匙用温开水冲服，这样也可以消除梅核气。

足少阳胆经：调理气血，提升身体阳气

假如一定要给胆加上一种秉性和作风，那最为恰当的就是“中正”二字，它富有决断力，是我们人体正阳气的生发之地，它不偏不倚，秉性正直，所以只要一个人胆气十足，身体就会非常健康，任何邪风恶疾，即使打了照面也都会避开你了。

在生活中，每当我们看到一个人做事雷厉风行，别人不敢做的事情他却敢迎难而上的时候，我们会说这个人的胆子很大，这个人是很有胆识的人。没错，一个人的胆识对于一个人能不能成功绝对是一个相当重要的因素。但你知道吗？一句胆识，一句胆子大中还隐晦的包含着这样一个中医理论，那就是当一个人身体中的胆气壮，而胆这个脏器健康的时候，他即

使说话都会铿锵有力，更不要说行动坐卧间那种给人精力旺盛，头脑清晰的感觉了。因此，在这里我们不得不承认，胆气虽说决定着我们人体的健康问题，却始终与我们的先天性格息息相关，假如一个人胆气充足，那么相比于别人来说他更容易成就大事。

在人体的诸多经络中，胆经在我们的身体内主的是决断、对调理我们的情志起着至关重要的作用。《素问·灵兰秘典论》里说道："胆者，中正之官，决断出焉。"这到底说的什么意思呢？在中医理论中，肝脏相当于整个脏器里的将军，由于将军是个武将，很多将军在外都可能会出现不受君令的现象，为了保证将军行为的正确，所以，这个时候我们就需要一个军师的角色，来为将军出谋划策，成为他的有力助手，而这个角色就是胆。要说这胆的性格，可谓是刚毅果敢，正直不阿，因此，我们可以把它看作是一个"中正"之官，我们人对事物的判断决策，追根逐源都是从胆这里发出来的。

要说中国的词汇句句精髓，其中说到两个人感情很好，相互照应，总要加上这样一个不错的词汇烘托不分你我的真诚，而这个词就是"肝胆相照"，由此看来，肝和胆从人体成型那天起就早已结下了不解之缘。因此，一个胆气充盈的人，做起事来自然很果断，五脏六腑的气血功能也就自然能发挥正常，这样一来精力充沛，身体自然就健康了。

那么为什么胆有这么大的威力呢？其实答案很简单，胆这个脏器最为重要的功能就是排毒代谢，当一个人的代谢功能好了，无毒一身轻后，身体健康状态自然就好。因此从另一个角度来说，胆还肩负着净化身体的使命，这就相当于我们意识中理解的净化器。但这个净化器要想运转好，就需要一定的推动力，假如没有一定的推动力，整个运行就会很容易出现问题。那么什么是胆这个脏器的推动力呢？答案只有一个，那就是"阳气"。

《黄帝内经》中讲道："凡十一脏取决于胆。"也就是说，人体的十一脏都是依赖于胆气相和的。只有将胆经的功能正常的发挥出来，人体的其他脏腑才能处于正常状态。在我国古老著作《易经》中就曾经有这样的论述，胆为阳木，肝为阴木，起着萌发阳中之少阳的作用。胆经中初生的阳气是维持我们人体整个生命活动不可缺少的正能量。它生发的好不好直觉决定了其他十一脏功能的发挥，也就是我们胆中的少阳之气。所以，就这一点来说，保持我们人体的胆气充盈，对保证我们身体的健康是非常重要的。因此，胆经绝对是我们人体诸条经中很火很火的一条经脉，也是我们必须要细心保养看护的生命动力命脉。

生活中我们会看到一些年轻人，因为熬夜，上火或是生物钟紊乱，明明很年轻的年纪，脸色却还没有他母亲好。每天出门就一脸的憔悴，说话有气无力，走起路来老觉得腿发沉。而且特别爱疲倦，动不动就看到他们使劲地按自己的太阳穴，一问才知道原来是头疼得厉害了。还有些小姑娘常常会悄悄地跟母亲说自己不知道为什么，每天锁骨附近会觉得胀痛，那种感觉好像已经在压迫自己的呼吸，有些时候这种痛还串到了自己的腋下，感觉很不舒服。

细细想来，大家都还那么年轻，到底是怎么了，一个个身体看上去都还没有自己的父辈好？尽管我们不得不承认，当今社会年轻人工作压力大，每天都要坐在电脑前面奋战数个小时，回来以后还是一直保持这个姿势，或者一熬夜就熬到很晚，不过十二点再睡似乎觉得生命中少了点什么一样。结果在这种长时间忽略保养的情况下，身体的胆经就开始向我们发起抗议，起初我们会发现我们的脸色暗淡无光，动不动会有一种口苦的感觉，事实上这就是我们体内的胆给我们发出的警示信号，告诉我们现在我们的胆已经处于亚健康状态了，再不注意休息，后果一定会比现在更严重。

这里要说的是，我们真的不要小看口苦这种问题，更不要觉得这不过是一种小问题，事实上，口苦代表的是一种胆汁上逆的现象。假如时间一长，胆汁经常出现上逆和反流，就很可能造成胆内炎症，严重的还可能会出现肿瘤或者结石。因此，对于胆经的自我调理一定要采取一定的有效调理措施。

那么究竟怎样调理才可以保持我们胆经有效运行呢？首先我们要做到的是，保持有规律的作息时间，该休息就休息，不要过分劳累，更不要让自己的身体长时间处于透支消耗的状态。其次，对于胆经的自我调整策略，我们也可以遵循内清外调的方式，所谓内清，就是定期清理我们自身胆囊内陈腐的胆汁和结石，有效地改善胆囊胆管内部的环境，有效抑制胆囊疾病的发生，而外调则是以健身拍打为主要方法。在中医看来，常常对胆经各个穴位进行刺激，打通经络气血通道，能有效地预防和调理因胆经淤阻而发生的一系列毛病，这种方法对于改善人体气血两亏，消化不良的症状有着非常良好的效果。但这里要说的是，中国有句老话，慢工出细活，假如想今天拍两下明天自己身体就全好了，是绝对没有那么快的。要想见效，我们在拍打调理的过程中，一定要坚持定时、定量、定位的原则。所谓定时，指的是每天早上 7 ～ 8 点，晚上 9 ～ 10 点；定量说的是每次拍打不要低于 40 分钟；而定位说的是要按照一定的顺序，沿着肩部—腋下—肋—胁—大腿外侧—小腿外侧—外踝自上而下交替着进行拍打调理足少阳胆经。

当然假如时间允许，我们还可以在之后针对一定的重点穴位有选择地进行多次重复拍打，下面就我们针对身体可能出现的不同问题，看看在胆经上到底有哪些可以快速得到缓解的特效穴位。

1. 肩井穴

经常拍打肩井穴能够很好缓解我们因为工作疲劳而造成的肩关节的紧张和肌肉僵硬的酸痛感，随着反复的拍打，我们会觉得从脖子到肩关节的那条紧绷的线放松下来了。因此这个穴位对于调理“电脑病”、肩周炎、颈椎病都有很好效果。甚至对于牙痛这种现象，拍打肩井穴也有立竿见影的效果。

2. 阳陵泉

古书里讲“筋会阳陵”，而筋主要管的是我们人体各个关节的运动，因此当关节障碍尤其是膝关节出现毛病的时候我们可以多拍打拍打阳陵泉。因为我们知道肝主的是筋，拍打此穴的用意是疏肝利胆，同时阳陵泉之下还有一个胆囊穴，假如两处合在一起每天坚持拍打，就可以有效的预防慢性胆囊炎的发作。另外，假如有些朋友胃部总是反酸水、吐酸水、打嗝的时候容易出现反酸的症状，也可以在拍打阳陵泉的同时，再配合足三里、中脘穴来控制和调理。

3. 悬钟穴

悬钟穴又名绝骨穴，意为“髓会绝骨”，也就是说髓之精气都汇聚在此穴上，是为胆经大穴，长期拍打悬钟穴可以疏肝解郁、理气止痛。对于那些经常生闷气、抑郁寡欢、腹满胀闷的朋友，可以多拍打此穴，有效地调节自我情绪，保持身心愉快平和。

食欲减退，按揉足三里和阴陵泉穴

大多数人都看见或是经历过这样的场景，与家人吵架的时候将碗筷一放，转身就走，气呼呼地说一句“饱了”，然后找一个地方一个人生闷气。更有甚者，一连几天吃不下去饭，并且肚子感觉非常不舒服。

这时候我们不得不提一个字，那就是“气”。中医讲，“百病皆由气得。”气可以让人的身体、情绪等方面受到影响，包括吃饭这样生活中非常普通的事情。生气受人安慰的时候，都会说：

“千万别想不开，饭是必须要吃的，为什么和自己过不去啊”。

这些话说得非常有道理。可是总有这样一口气堵着，怎么会吃得下去？这时候最重要的是将这口气顺过来，让体内的气正常运行，只有脾胃正常工作了，才会很好地消化食物，人自然会有饥饿感。有的人可能会想不明白，食物是经脾胃消化的，生气是因为肝的问题，二者之间是如何联系的呢？道理非常简单，怒容易伤肝，生气就会伤害到肝脏，假若肝经出了问题，就会向胆经上走，或者会阻挠脾经的正常运行，吃不下去饭就是因为肝气侵入脾胃，导致脾胃无法正常发挥消化功能，食物没有办法消化，人自然没有食欲。这时候，就算是勉强吃一些饭，也不会感觉有什么味道，甚至会出现反胃的现象。

所以，当身边的人因为生气而吃不下东西的时候，最好让他自己一个人静一静，然后再给他一杯浓浓的茉莉花糖水，放在他的身边，非常得有效。茉莉花糖水的制作方法非常简单，将茉莉花放入清水中浸泡，再将茉莉花放入杯中加开水冲泡，然后向杯中加白糖就可以了。不要觉得这样一杯茶非常简单，其实它有很好的功效，茉莉花本身就有疏肝理气的作用。在《本草纲目》中讲："解酒和中，助脾气，缓肝气"。经常喝这样的糖水，不仅是一种美味的享受，也是对人体的一种呵护。特别是爱生闷气的女性朋友完全可以用这样的一杯糖水代替咖啡等刺激性的饮料，不仅有益健康，也会让女性展现出一种优雅之美。需要提醒大家的是，不要放太多的白糖，以免影响茉莉花的功效。

茉莉花糖水可以起到一个缓解情绪、理气疏肝的作用，体内的气顺畅了，脾胃的功能也就正常了。除了此法，我们还可以采取一个按摩的方法。

在腿部膝盖附近找到足三里和阴陵泉穴，用大拇指按揉脚底的足三里和腿部的阴陵泉穴，时长约 5 分钟。如果用手觉得非常别扭，可以采用一些小圆柱的物件，如圆珠笔或是筷子的圆头以减少手指的工作量。

大家都知道足三里穴位是一个非常保健的穴位，但是却不知道，它还有消食导滞的作用，对由于肝火旺盛而引起的脾胃运化失调，有很好的调节作用。可以说，脾胃出了问题都可以按揉足三里穴，而阴陵泉穴是脾经的水穴、和穴，健脾祛湿的功效很强，脾系统的问题也可以用它来调节。将两个穴位配合使用，可以很好地疏通肝经，降肝火，健脾益气。脾胃消化的功能增强了，人自然就会有食欲，这时候再吃饭，就会非常的香甜，而且可以充分吸收营养。

俗话说得好，“人是铁饭是钢，一顿不吃饿得慌”。对于普通人来说，一日三餐是必须吃的，而且也是一种健康的生活习惯。可是，在很多时候，我们都会遇到各种各样的事情，吃饭的时候没有味道，或者是吃不下去，这一般都是因为肝火过旺而引起的脾气；或者是因为抑郁而引起的脾胃不振，导致脾胃出现问题。所以，如果大家希望自己的身体健康，那么最好说一些有趣的话题，让自己在一个愉悦的环境下进餐，这样才可以保证脏器的功能正常。

按揉内关穴，轻松远离抑郁症

这还是前几天的事情，我以前的一位患者介绍了她的朋友来找我看病。我一看她的朋友，就发现其情绪非常的低落，而且思维迟缓、眼睛干涩。这位朋友告诉我说最近这段时间经常耳鸣，还时不时头晕，睡眠质量也很差。在此之前，她已经去过好多家医院了，也用过很多润眼药、健耳药，但是却没有什么效果。我紧接着看了看她的舌苔和手掌，又给她把了把脉，决定对其进行针灸治疗。

可是让我没有想到的是，我刚刚用银针刺入她的内关穴，她的眼泪一下就流了出来，这下子可把她的朋友吓坏了，她的朋友想上前安慰，但是却被我制止了，我说就让她痛痛快快地哭出来吧。

其实，就在我刚才为其诊脉的时候，我就发现她的肝脉弦紧，再看到其手掌肝部反射区上面杂乱无章的指纹，我就初步断定她患有抑郁症。当我用银针刺激她的内关穴时，她之所以流泪并不是因为疼痛，而是因为她内心的抑郁之气顺着扎针的机会发泄了出来。

因此我猜测，她肯定是经历了很多的事情，而想要彻底根治她身体的疾病，就必须弄清楚病因。于是，我又问了她几个问题。比如：现在是不是对任何事情都没有兴趣？是不是每个月来月经之前都会有一种莫名其妙想要痛哭的感受？

我提出的这两个问题她给予了肯定的回答。而且她还告诉我说，这几个月自己的月经量变得越来越少，而且两三天就没有了，乳房和之前相比也越来越干瘪。每天早晨起来之后，一点精神都没有。她这么一说，我就更加确定她是得了抑郁症。而她之所以会出现眼睛干涩、耳鸣、头晕等症状，就是因为肝气不畅导致的，如果按照之前的疗法，单纯去治疗眼疾和耳疾，肯定是不会有太大效果的。

在后期的治疗过程中，我每一次都会给她刺激内关穴，还尽量让其去感受生活当中快乐的事情。我还会把自己听到或者是亲身经历的开心的事情和她进行分享。逐渐的，我们的关系越来越好，最后居然成为朋友了。

我印象最深的一次是给她讲了庄子《养生主》中的养心法，“吾生也有涯，而知也无涯。以有涯随无涯，殆已；缘督以为经，可以保身，可以全生，可以养亲，可以尽年”。大约经过半年的治疗，她身体的不适症状已经没有了，而且抑郁的情绪和之前相比已经大大改善。现如今，她不仅积极参加各种社交活动，而且身材变得更好了，乳房丰挺、面色红润，典型的幸福女人形象。

按摩太冲穴，肝气郁结即可消

如今，随着人们生活节奏的加快，物质文化的日趋丰盈，男人肩上的担子越来越重。很多男性朋友由于工作、精神压力过大，常常觉得两胁隐隐作痛，并且经常抑郁、胸闷，总是想要长出一口气，此即为肝气郁结的典型症状。如果这种表现严重，很可能会导致男性生殖能力下降，诱发不育。中医治疗男性肝气郁结时，常常会从太冲穴入手。

五脏之中，肝主疏泄，喜舒畅，恶抑郁。一旦肝失疏泄、情绪抑郁不舒，就会导致肝气郁结，此时气血就会无法正常运行，经络受堵。肝气郁结发生的主要原因为：情志抑郁，或突然受到精神刺激、病邪入侵，进而发病，久郁不解，肝脏就会丧失其柔顺、舒畅本性，易急躁暴怒，同时会气郁生痰、痰随气升，搏结于咽，形成梅核气，积聚在颈项形成瘿瘤，治疗的过程中要疏肝解郁，可以配合理气化痰、活血软坚之法。

人的情绪由气血掌管，气血运行不畅，情绪就会变得不畅，整个人变得抑郁、压抑，而这些不良的情绪又会反过来加剧气血堵塞，这样恶性循环下去，会使得人体器官功能下降，整个人也会被疾病困扰。

肝气郁结的主要病症包括：

肝气郁结引发的压抑、忧虑容易导致头痛、烦躁、易怒、胸胁胀痛、腹部胀满等；肝经循行在两胁，肝经气血运行不畅会导致男性胁肋灼痛，睡眠质量下降，肝郁化火型失眠多为恼怒伤肝所致；肝气郁结会导致气机不畅，使得男性不思饮食，由于代谢速度变慢，四肢无力，懒惰，不爱运动，进而诱发肥胖、便秘等症。

如果我们观察到自己已经出现肝气郁结症状，应该及时疏肝理气、调节肝之疏泄功能。可以采取简单的方法舒畅肝气，如按摩太冲穴，可以加按肾俞穴来补肾，以顺应肝属木、肾属水，刚好对应“肝肾同源、滋水涵木”之意。

太冲穴为肝经之原穴，同时也是肝经上的重要穴位，刺激此穴能够治疗各种肝病。如，按揉此穴可降血压、平肝清热、清利头目。刺激太冲穴不但能够疏肝解郁，还可让偏旺的肝火下降。

太冲穴很容易找到，位于背上第 1、2 脚趾缝向上，约两指宽处，位于两骨头间，按下去会产生强烈的酸胀感、胀痛感。刺激太冲穴最佳的季节为春季，五行之中，肝属木，木与春季相对应。春季时万物重现生机，肝木之气上升，此时按揉两侧太冲穴，即可泻肝火，还能够有效预防脑血管疾病的出现。

具体按摩方法为：每天晚上 9：00 ～ 11：00，经气运行最为旺盛，此时先用热水泡脚，之后按揉两侧太冲穴，每个穴位按 5 分钟，至出现酸胀感、胀痛感即可。按揉时，右脚沿着顺时针方向旋转，左脚沿着逆时针的方向旋转，坚持按摩一段时间，肝气郁结现象就会消失。

按摩曲泉穴，清肝又祛湿

曲泉穴是足厥阴肝经之合穴，在五输穴中五行属水。屈膝，膝内侧横纹头上方，半腱肌、半膜肌止端前缘凹陷处即为此穴。此穴被誉为人体的“二妙丸”，清肝火、祛湿热的功效非常好，临床上常用其治疗月经不调、痛经、产后腹痛、房劳遗精、癃闭、泄泻、头痛、目眩、下肢痿痹、膝膑肿痛等症。

肝胆湿热是临床常见症状，主要为感受湿热之邪，喜食肥甘厚味之品，酿湿生热；或脾胃失健，湿邪内生，郁而化热导致的。湿热蕴在肝胆就会表现出胁肋满痛、黄疸；湿热郁阻导致脾胃升降失司，就会表现出纳呆、呕恶、腹胀、大便不调；湿热下注，就会导致尿短赤、阴囊湿疹、睾丸肿胀热痛、前列腺炎，女性带下黄臭、外阴瘙痒等。不过这些症状都能通过曲泉穴来辅助治疗。

我曾经接诊过一位患者，阴部疼痛不适一年之久，后又出现尿频、尿急、尿痛，到医院一检查，确诊为前列腺炎，服药 1 个多月之后没什么效果，后经人介绍找到我。患者自述及我观察到的主要表现有：小便黄赤、灼热疼痛，尿频、尿急，心烦失眠，舌质红，舌苔薄黄，脉弦数，于是我断定他出现的症状是肝经湿热下注导致的，治疗时应当从疏肝清热、通淋利湿着手。

我对其进行针灸，选取其肾俞、膀胱俞、中极、三阴交、曲泉等穴，留针 15 分钟，间歇运针，每天 1 次，5 次为 1 疗程，同时嘱咐患者每天晚上睡觉之前自行按摩曲泉穴、关元穴、三阴交穴，每个穴位按摩 2 分钟，同时服用马齿苋玉米须茶。经过 3 个疗程的治疗之后，患者痊愈。

马齿苋玉米须茶的具体做法：取马齿苋 10 克，玉米须 6 克。将二者一同用温开水洗净后放到干净的杯子内，倒入适量沸水冲泡，闷 10 分钟，代替茶来饮用，每天 2 剂。

马齿苋、玉米须都是利湿食材，二者同用，即可清热利湿、散瘀消肿，非常适合慢性前列腺炎的患者服用。

在用曲泉穴治疗各种湿症的时候，如湿热、寒湿、湿毒、风湿等，可选此穴。具体艾灸方法：点燃艾条的一端，对准曲泉穴，和其保持 3 厘米的距离进行熏烤，至局部产生温热感却没有灼痛感的时候，每个穴位艾灸 15 分钟，至皮肤发红即可。

第九章

简单速效小偏方，肝病烦恼一扫光

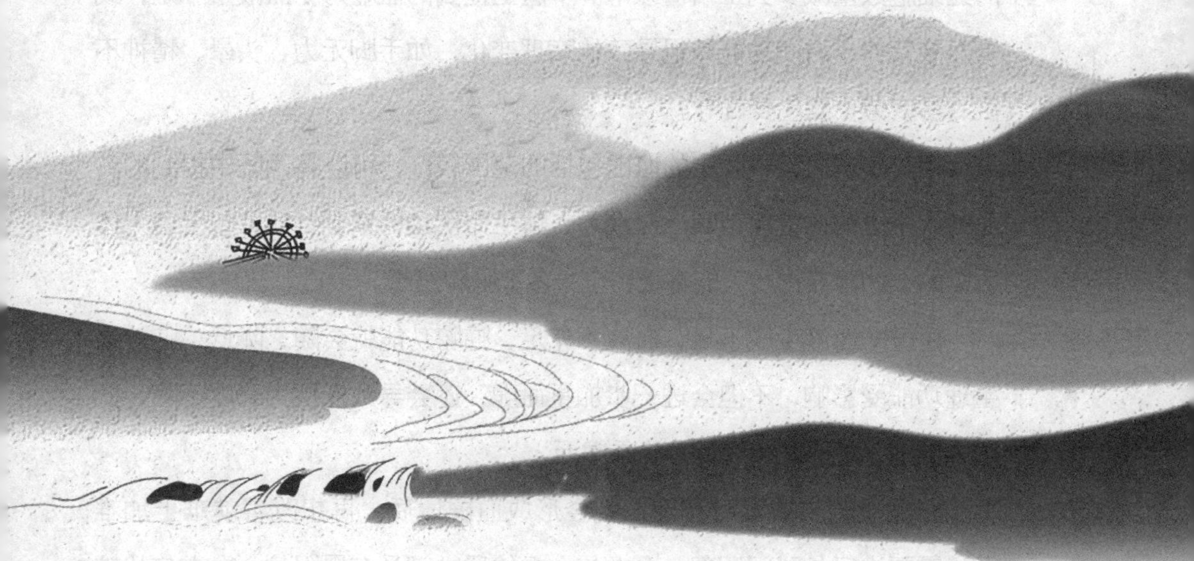

猪肝枸杞淮山汤，还贫血患者健康

对于现代人来说，“贫血”这个词已经不陌生了，比如，有的人蹲下再起来的时候会觉得头晕，出现这种现象时，自己常常会疑惑：“是不是贫血了？”在很多人看来，既然是贫血，吃点营养丰富的食物就可以了，到底是不是这样呢？

下面就来具体介绍一下。

其实，贫血是西医里的说法，西医中提到的贫血指的是循环血液里面的红细胞数量减少到正常值以下。中医上提到的血虚为：血液量不足，或是血液营养、滋润功能减退导致的病理变化，如手脚无力、头晕、精神不振、易疲劳、面色萎黄等。

相对于贫血，中医中的血虚包括的范围较广，可以将西医中提到的贫血纳入中医的血虚症范畴。血液为人体生命活动的基础物质，包含着人体所需的一切营养物质，能够滋养全身各个脏腑组织。

血虚即血液生成不足，血液不充足，脏腑功能就会随之降低，脏腑之生理功能受影响，不但会进一步加重血虚，还会导致抵抗力一度下降，抵抗力低下，外邪、疾病就容易乘虚而入。

血虚症若未被及时调理，就会形成血虚体质，再想改善就难上加难了，需要进行长时间调理。血虚与血虚体质之间是有界限的，血虚症状较轻时，只要补充足够的营养物质，调养造血、藏血、行血的脏腑，即可促使其短时间内恢复至正常状态。若肝血消化太过，并且未能进行及时补充，血虚症状就会进一步恶化，久而久之，形成血虚体质，身体状况也越来越差，调理改善的难度较大。所以，在此提醒患者们，一旦发现自己气血不足，就要及时采取措施，以免血虚加重，对身体产生负面影响。

血虚、血虚体质都可以从患者出现的不适感、身体不适症等方面是否经常反复进行区分。如果出现头晕眼花、心悸失眠、手脚发麻等症，补充一定量的补血食物调整身体后，症状就会得到改善，说明患者出现的仅仅是血虚症。如果这种症状持续的时间较久，进行调理后效果不明显，说明已经发展为血虚体质，应当考虑采用补血生血药物来调理身体，或是通过食疗的方法补养身体。

从血虚发展到血虚体质是个漫长的过程，所以，一旦发现血虚症候就必须及时调理，防患于未然。血虚患者可以通过食疗之法进行调理，不但简单有效，还能够避免对身体产生毒副作用。

给大家推荐一款猪肝枸杞淮山汤，具体烹调方法为：取猪肝半个，枸杞子 30 克，淮山药半根，精盐适量；将山药去皮后清洗干净，切成片状，放到盐水中浸泡，以免发黑；猪肝清洗干净后切成片状，反复放到清水中冲洗干净，去掉里面的瘀血；枸杞子祛除杂质后清洗干净。将上述食材一同放到砂锅中，倒入适量清水，开大火煮沸，之后转成小火继续煮 20 分钟左右，至猪肝、山药熟烂，调入适量精盐即可。

从中医的角度上说，肾精和肝血之间可以互相化生，所以，可以通过补肾来补血生血。比如，经常吃山药能够补肾生精，促进气血生化，并且，山药还可补健脾强胃，改善脾胃虚弱之症，脾胃为气血生化之源头，脾胃功能强健，气血自然可以不断生化。

中医上有“以形补形”之说，而猪肝与肝相似，所以有养肝补肝之功。现代医学研究证明，猪肝中含有丰富的铁、磷，为造血的必需原料，所以，适当吃猪肝能够治疗贫血；枸杞补肝肾，不但利于滋阴补血，还可补肾生精，坚持食用能够强身健体。

说到这儿相信大家也看得出，补血不仅指吃点营养的东西，食疗是否可以补血生血，关键是看所吃食物的方法、种类是否得当。除了饮食调理，生活、起居也要规范。

花草茶，清肝明目效果佳

绝大多数的女性朋友都喜欢鲜花，而今，随着花草茶的盛行，越来越多人开始热衷于花草茶了，因为花草茶具有一定的养生保健功效，尤其对于女性朋友来说，还有非常好的美容护肤之功。

经常喝花草茶，能够调节神经、促进新陈代谢，增强机体免疫力。还有很多花草茶能够淡化脸上的色斑，抑制脸上生出的暗疮，延缓肌肤衰老。此外，喝花草茶还能够舒缓压力、镇静神经。

下面就来为大家介绍几种常见的有清肝明目之功的花草茶。

1. 菊花茶

菊花具有非常好的疏风清热、解毒明目之功。现代医学研究证明，菊花能够抑制葡萄球菌、结核杆菌、痢疾杆菌、流感病毒、皮肤真菌等。大剂量饮用还可降血压，治疗胸闷、心悸、气急、头晕、头痛、四肢麻木等。

枸杞可滋阴补血、益精明目、降血糖、降胆固醇，预防动脉硬化，进而预防冠心病。

2. 菊花枸杞茶

取白菊花、枸杞子各 10 克，之后放到开水中冲泡即可。有非常好的滋补肝肾、清热明目之功，非常适合视力下降并且伴随着腰膝酸痛的患者饮用。

3. 五味养肝茶

取适量乌梅、山楂片、菊花、枸杞子、栀子，放到锅中煮沸后转成中火继续煮 20 分钟左右即可。此茶具有非常好的健肝养肝、明目之功。非常适合长痤疮、怕热出汗、视力降低的人群饮用。

4. 槐花茶

取槐花、菊花、绿茶各 9 克，一同放到杯子中，倒入适量开水冲泡，盖好盖子焖上 5 分钟左右即可。此茶具有非常好的清热凉血、平肝明目之功。非常适合高血压引发的头痛、眩晕、目糊等症。

5. 杞菊绿茶

取枸杞 2 克、杭白菊 1 克、绿茶 3 克一同放到杯子里面，倒入适量沸水，盖好盖子焖 5 分钟左右即可。具有非常好的养肝明目、散风清热之功。此茶非常适合肝火上炎、视力下降者饮用。

6. 菊花决明茶

取菊花和决明子各 9 克，一同放入锅中，倒入适量清水浸泡 20 分钟左右，煎煮至沸即可。此茶具有非常好的平肝息风、清肝明目之功。非常适合高血压、头痛、头晕、目赤肿痛等患者饮用。

7. 决明子桑菊茶

取决明子 10 克，菊花干品、枸杞子、桑叶干各 8 克，一同放到砂锅里面，倒入适量清水，煎 5 分钟左右，过滤出汤汁即可。具有非常好的清肝火、祛风湿、益肾明目、滋补肝肾、清肝目之功。非常适合视力模糊，双眼干涩、疼痛、疲劳，便秘、口干、头痛、头晕者饮用。

护养肝脏不吃药，只需一点点甘草

通常大家一旦听说某个人患上了乙肝，那么可能就不喜欢与他接触，小邓时常为此发愁。他白天上班非常的劳累，而且有很多的应酬，极容易劳累，去医院一查，结果是肝功能指标过高。小邓的身体状况一直不大好，曾因疾病多次入院治疗，打针吃药虽然能控制病情，但肝功能指标没有几天是正常的，让他感到压力很大，也影响工作。

肝病专科的医生向他建议使用干扰素和拉米夫定的方法，但是因为价格过于昂贵，加上服药时间长，担心药物出现副作用，小邓一直对这样的治疗方法持怀疑态度。医生建议他注意休息，把酒戒掉，可以避免疾病复发。对于医生的告诫，小邓心中清楚，但是因为出门在外，为了生活也不得不如此。后来，经人介绍找到我，希望我能帮助他。

我向他推荐的方法就是喝甘草茶，加班过于劳累或是应酬喝酒都能泡水饮用，一周喝上几次。用甘草治疗肝部慢性病，已经有很长的历史了，这味药最早记载在《神农本草经》，并列为养肝佳品，称其“主治五脏六腑寒热邪气，坚筋骨、长肌肉、倍力气、解毒”；在《本草纲目》当中也有这样的记载：“诸药中甘草为君……故有国老之号。”

关于甘草名称的由来，有一个非常有趣的故事：从前，有一位郎中接诊几位病人，让他们隔一天来拿药，结果郎中出去采药很久未归。郎中的妻子为了应对这些病人，就将灶台的干草切成细片，用纸包好分发给那些患者。天已经很晚了，郎中才回家，妻子担心丈夫责怪，就未将这件事告诉他。过了几天，拿药的几位患者带着礼物感谢郎中，说吃了他的药，随即康复了。郎中听完妻子的解释，恍然大悟，此后他经常利用干草治病，后来觉得这样叫不好，并把“干草”改为“甘草”。

甘草当中含有甘草酸等有效成分，通过抑制补体应对肝细胞损害，从而起到护肝的作用，并且通过改变细胞膜通透性阻止病毒进入肝细胞，从而起到抗病毒的作用。此外，甘草还能够附着在肝细胞内抑制乙肝病毒，因此在肝病治疗上效果非常显著。

小邓了解甘草的神奇功效之后，回去购买了很多的甘草，经常泡水服用。再见面的时候已经将近一年了，已经有半年没有感觉那样的乏累了，肝功能指标一直保持在正常范围内！

不过，大家需要注意的是，长期服用甘草，容易引起血压升高、身体水肿，所以，那些高血压以及肾功能衰弱者，应该谨慎选择甘草。

几味排毒中药：润肺补血养肝又净心

1. 天冬

天冬味甘苦、性大寒。又名天门冬、大当门根。干透者质坚硬而脆，未干透者质柔软，有黏性。它能滋阴润肺、止咳消痰，有效帮助排除肺部的毒素，同时还能降火、帮助排泄，主治肺结核、吐脓吐血、痰嗽喘促、糖尿病、咽喉炎、扁桃体炎、足下热痛、虚劳骨蒸、阴虚有火之症。煎汤，用量一般为 6 ~ 15 克。

2. 当归

当归，始载于《神农本草经》，被列为中品，历代医书都有记载。当归具有活血化瘀、生新的功效，自古以来就是妇科的一味很重要的药材。其实当归除了补血活血以外，还有润肠通便的作用，可以加速食物在肠道内的运行，加快了消化吸收解决了便秘。中医认为，津血同源，当归可以补血，血气充足了，津液得到了补充，肠道就可以变得滋润，所以当归可以用于血虚肠燥导致的便秘。

当归的性属温热，所以不适合一些体质偏热的人服用。另外，当归有活血的作用，所以月经量过多的人在经期一定不要服用；而且当归还会使子宫收缩，所以怀孕期间的女性不能服用。

3. 海松子

海松子性温，味甘，入肝、肺、大肠经。海松子含有脂肪油（约占74%，其中以油酸酯、亚油酸酯为主）、蛋白质、挥发油、糖、磷、铁、钙等。海松子的主要排毒功效是清除肺部的毒素，能滋阴、润肺、止咳，祛风通络，散寒除湿，补血养肝，滋阴潜阳，益气补血。与胡桃肉一起可以温养肺肾、润燥、止咳、化痰。二味相合，以蜂蜜相辅，补肾、润肺、止咳，宜于肺肾两虚之久咳痰喘。用量一般为10克。

4. 桃仁

桃仁是桃核里的仁儿，既可以制作成食品，又可以入药。据《食鉴本草》记载："桃仁破血，润大肠。"从中医观点上来看，它性平味甘，可以入心、肝和大肠，能够起到破血行瘀，润燥滑肠的功效。

5. 芦荟

芦荟的功能有很多，既可以医用入药，又可以美容保健，并且还具有排毒养颜和润肠通便的作用，所以很受欢迎。研究发现，芦荟中含有多种植物活性成分及多种氨基酸、维生素、多糖和矿物质成分。其中芦荟素可以使大便变得柔软，并且可以刺激小肠蠕动，从而把肠道里沉积的毒素排出体外。需要注意的是，芦荟用量过多会导致腹泻，所以要把握好用量。

6. 莲子

莲子性味甘涩平，主要作用于心、脾、肾，能养心益肾，抑制心肌收缩力，减慢心率，扩张冠状动脉，松弛血管，降低血压，补脾涩肠，并有抗衰老、延长寿命的作用。莲子作为保健药膳食疗时，一般是不弃莲子心的，莲子心味苦，有清除心热、固精、安神、强心之功效。莲子的排毒元素也主要来自于莲子心。用量一般为 6~12 克。

7. 西洋参

西洋参是人参的一种，也叫广东人参、花旗参等。它具有清热生津、益气养阴的功能。可用于便秘者的身体调理，效果不错。

多喝决明子，清肝明目，润肠通便

相传在古代，医家都用决明子来清肝火、降血压、去风湿等，决明子泡水的功效是显而易见的，很多的中草药都可以泡水喝，泡水喝不仅方便快捷，而且能合理掌握药的剂量，用决明子泡水也是功效明显，所以大家不妨试一试。

决明子是一种中药材，具有祛风湿、清肝火、益肾明目等功能。除了可以制成中成药，决明子之中富含多种维生素和氨基酸、碳水化合物、脂肪等，近几年因其保健功效得到人们的重视。坚持服用决明子，也能润肠通便。用决明子做的茶，是夏天最佳的饮品。

决明子具有多种功效，它可以治疗高血压，可以选取适量的决明子，炒黄之后捣成粉末，加糖以后以开水送服，一次 3 克，每日 3 次；或用决明子 15 克、夏枯草 9 克一起用水煎服。

决明子还可以治疗高脂血症，可取决明子、赤芍 12 克，泽泻各 15 克，山楂、灵芝各 9 克，每日 1 剂，分两次用水送服；或者选取决明子 30 克，葛根、生山楂各 20 克，水煎服。

治疗便秘或习惯性便秘，可以用炒决明子 15 克，冰糖 10 克，以沸水冲泡做茶饮，每日 1 剂，每剂泡 3 次；或者以炒熟粉碎的炒决明子 15 克水煎 10 分钟左右，兑入 30 克蜂蜜并搅匀，早晚各一剂。

对于习惯性的便秘，可以单味炒决明子或已打碎的决明子 15 克，泡茶饮用，一直到茶水无色。对于阴虚血少者，可以往里面放枸杞子 9 克、生地、杭白菊各 5 克一同泡服；若身体有气虚的症状，宜加生晒参 3 克同泡服。常饮用决明茶，不仅能有助于排便，还能起到降压、明目、调脂等保健功能。但是需要注意的是，气虚严重及便溏者不适合服用这个方剂。

决明子茶的配方。

决明子蜂蜜饮：炒决明子 15 克，蜂蜜 30 克。

步骤：先将决明子捣碎，加水 400 毫升煎煮 10 分钟，兑入蜂蜜搅匀后服用，早晚两次，具有通便润肠的作用，可治疗前列腺增生兼习惯性便秘。

决明子茶：用单味炒决明子或者是已打碎的决明子 15 克，直接用来泡茶饮用，直至茶水没有颜色。饮用决明子茶不仅能够润肠通便，还有降压明目，调脂等保健功能对于一些阴虚血少的人，可以往茶中放入枸杞子 9 克，生地、杭白菊各 5 克一同泡服；若是出现气虚的症状，宜加西洋参 3 克同泡服。需要提醒的是：气虚严重者及大便溏泻者不适合用此方，孕妇不可服用决明子茶。

决明子绿茶饮：决明子，绿茶各 5 克。将决明子用小火炒至香气溢出的时候取出来，晾凉，再与绿茶放在一起以沸水冲泡饮用。功效：降脂降压，降脂平肝，明目益睛、润肠通便。此茶最好不要在晚上饮用。提醒：炒时有了香气就可以了，不可炒煳，脾胃虚寒，气血不足者不适合服用。

杞菊决明子茶：决明子 30 克，枸杞子 15 克，菊花 6 克，决明子 30 克。将枸杞子、菊花、决明子一同放入沸水中冲泡，闷上一刻钟就可以了。功效：养阴明目，清肝泻火，降压降脂。

青色益肝胆，“青梅茶”是首选

记得在我小的时候，经常喝一种饮料，那就是青梅茶。这种饮料当时很少有卖的，通常都是自己制作的。一般先要把青梅放到一个大的杯子内，之后倒入适量的水，再加入一些冰糖，这样青梅茶就冲泡完成了，我们只需要盖上杯盖，闷大约 5 分钟就可以饮用了。

我现在还能够记得打开杯盖的一刹那，有一种淡淡的幽香，真的是还没有喝茶，人就已经醉了，而当我细细品味之后，酸中有甜，可谓味道独特。

现如今，各种茶饮的品种越来越多，但是我却还是喜欢喝青梅茶。而且只要有合适的机会，我就会把青梅茶推荐给身边的人，特别是肝气不畅的患者。

记得在去年，我曾向一位王先生推荐了青梅茶。我印象很深，王先生刚来找我看病的时候，他一脸的焦躁，原来他公司账务出现了严重的问题。这个心结一直压在他的心里，时间久了他就出现了胸闷、情绪低落等各种不良情况。甚至在一段时间内，王先生总是怀疑自己得了不治之症。

后来，经过诊断之后发现，他除了肝郁症状之外，其他都比较正常，更没有所谓的不治之症了。我很轻松地告诉王先生，他的情况只需要一味非常简单的食材就可以药到病除，于是我把青梅茶推荐给了他。

就这样，王先生回家之后立即买了青梅，开始每天坚持喝青梅茶。虽然青梅茶的味道很酸，但是王先生还是慢慢适应了，而且还养成了每天喝青梅茶的习惯。结果在坚持饮用了一段时间之后，他发现自己越来越喜欢喝青梅茶了，而且感觉自己的心态越来越好了。

在青梅茶中，主要有两种原料：青梅和蜂蜜，具体做法如下。

1. 将青梅洗干净，去核，放入杯子内，加入适量的开水，进行冲泡；

2. 等到水温变凉之后再加入适量的蜂蜜调味即可。

青梅，颜色青，味道酸。青色和酸味都是入肝经的，具有滋肝阴的功效，而且在青梅的果实当中含有丙酮酸和齐墩果酸等活性物质，对于肝脏具有一定的保护作用，可以有效提高肝脏的解毒功能。

另外，蜂蜜的味道是甘甜的。我们根据五行理论，甘属土，和脾相配，因此具有补脾胃之虚的作用。中医认为，一旦脾胃出现问题，那么就会影响到其他的器官，特别是影响到肾脏的健康。所以，对于脾胃的保养也是非常关键的。

蜂蜜和冰糖这些都是甘味，都能够起到补充脾胃的功效。另外，这两者除了这些相同点之外，还有一些区别。冰糖除了补充脾胃之外，还能够滋阴润肺；而蜂蜜除了可以养护脾胃之外，还具有滋阴润肺、宁心安神、养肝护肝的功效。

由此可见，和冰糖相比，蜂蜜的补益功效更为广泛，而且对于肝脏所起到的保养效果也更好。所以，我建议大家，在饮用青梅茶的时候，不妨用蜂蜜代替冰糖。

绿豆，清热解毒，调气肝脏

绿豆，味甘，性凉，入心经和胃经，热性体质或者是上火的人多吃绿豆可以清热败火，而一般人食用则可以滋补脾胃。特别是到了夏天，绿豆更是清热解暑的好帮手。不仅如此，绿豆还具有利水消肿和清热解毒的功效，可以用来治疗水肿腹胀、疮疡肿毒、食物中毒等，而且还能够滋润皮肤，特别是具有消痘润肺的功效。

在《本草纲目》中把绿豆称为是“济世之良谷”，可以看到古人已经把绿豆上升到“济世”的高度了，可见绿豆的地位是很高的。

首先，绿豆具有清热解暑的功效。上面已经提到过了，绿豆味甘，性凉，入心经和胃经，在炎热的夏日能够喝上一碗绿豆汤，必然会感觉有一股清泉进入我们的体内，成为我们解暑止咳的好办法。《本草汇言》里记载绿豆能“清暑热，静烦热，润燥热，解毒热”，这句话就把绿豆的清热功效概括得更加广泛和全面了。

我在这里说的绿豆能清热，并不是单纯地指“暑热”。“暑热”通常代表的是夏天，其实食用绿豆是不分季节的，只要我们身体当中有火，那么都可以让绿豆帮忙去除。

大家也许还听过一个词语“润燥热”，那么到底什么是“燥热”呢？从中医学角度来说，燥热就是身体内有燥火，比如目赤肿痛，牙龈、咽喉痛，耳鸣或鼻出血等，这些情况都是因为燥热伤害了身体内的津液出现的情况。

绿豆还具有“厚肠胃”的作用。中医上，把有补益肠胃或使肠胃健实的作用称为厚肠胃，换句话说，绿豆的补益肠胃功能多指它能够清肠胃之热。我们大家都知道，五脏属阴，六腑为阳，而脾与胃相表里，再加上脾属阴喜燥恶湿，而胃属阳，喜润恶燥，在平时一旦我们不注意饮食，吃的过于辛辣或者油腻，胃部非常容易生热，那么这个时候再饮用凉性，并且是入胃经的绿豆，自然就可以起到滋养脾胃的作用。

绿豆还有一个非常重要的功效就是解毒。那么绿豆可以解什么毒呢?我国古代的医家们就指出了绿豆具有清热解毒的效果，特别是身体当中因为有火而出现的热毒，常见的症状如长痘疮。另外一方面，对于各种其他方面的中毒，比如食物中毒，也可以起到很好的缓解和解除作用，《本草纲目》中说：“绿豆肉平、皮寒，解金石、砒霜、草木一切诸毒，宜连皮生研，水服。”

我们在这里讲到了绿豆，那么顺便说一下绿豆芽。绿豆芽是绿豆水发形成的芽菜，也是大家经常食用的。我们千万不要小瞧了绿豆芽，它含有丰富的维生素C，中医认为，绿豆芽味甘性凉，入胃和三焦经，最善于清热解毒、利尿醒酒。《本草纲目》里说它“解酒毒、热毒，利三焦”，也就是说，绿豆芽在具有绿豆清热解毒功效的同时，还可以调和整个脏腑的气机。主要是因为三焦作为六腑之一，就好像是一个大容器装着我们体内的所有脏器，而绿豆芽的主要作用就是通调水道，所以适合有腹部胀满、小便不利等症状的人食用。

玫瑰枣膏，疏肝解郁，舒畅情绪

我先和大家一起回忆一下，记得在2000年春节晚会上，赵本山、宋丹丹表演了一个叫《钟点工》的小品，小品的内容可以说符合很多朋友的实际情况。

我身边就有这样一个朋友，在看完小品之后，开始不停地叹息，因为他家里情况和小品中的一样。他很孝顺，为了让老母亲离自己近一点，就把老母亲接到了城里和他一起居住。可是老母亲从乡下来到城市，谁都不认识，去哪里也找不到，而且城市人说话老母亲也听不懂，于是只能整天待在家中。就这样，时间一久，老母亲就变得憋闷不已，郁郁寡欢了，之前非常健朗的身体也开始出现了这样和那样的问题。

其实，在实际生活中，这样的例子很多，也可能很多做儿女的都想不明白，为什么父母居然连这样的“清福”都不会享了，反而还出现了这样或者那样的问题。

我认为，针对这个问题还必须从肝来说，中医认为“肝喜条达，恶抑郁。”我们试想，老母亲一天到晚都窝在家里面，没有人陪她说话，她遇到事情也没有可以倾诉的对象，时间一久，老母亲就会慢慢产生失落感，逐渐感觉空虚苦闷，假如情况更加严重的话，甚至还会出现现代医学中经常提及的“抑郁症”。

抑郁，很多人都出现过这种情况，只不过是偶尔出现的，如果被说成是一种“症”，那么可以断定病情是比较严重了，而到这个时候再进行治疗就会有一定的难度，因此，我们一定要注意保养自己的身体，尽可能把疾病都遏制在萌芽阶段。

像我朋友老母亲那样的情况，除了应该自己主动“走出去”之外，还可以通过合理的饮食、运动等方式进行调理，让肝的郁结之气能够得到疏散，这也属于内调的方式之一。

在治疗肝气郁结导致的抑郁上，中医有一种常见的中成药——四逆散。在张仲景的《伤寒论》中出现了此方，一直以来都被看成是疏肝解郁、调和肝脾的祖方。

四逆散由甘草（炙）、枳实（炙）、柴胡、白芍药等几味药组成，柴胡具有散热解表、疏肝解郁的功效；白芍药具有平肝潜阳、养血敛阴的功效；枳实具有破气消积化痰、调理中焦的功效；甘草具有补中益气、清热解毒的功效。

而在这些药材当中，前两味主要养肝，后两味主要养脾胃，合而用之，自然对肝气郁具有非常好的疗效。另外，抑郁患者通常食欲是比较差的，可以通过服用四逆散来改善。当然了，对于待在家中的老年人来说，有这样一款家常食品对肝气郁结也有很好的改善效果。

老年朋友们空闲时间较多，完全可以经常做来吃，不仅能够打消一个人在家的郁闷，还能够疏理肝气，让全家人的胃口大开，这种食品就是我要重点推荐的玫瑰枣膏。

原料：红枣 150 克，生猪板油 120 克，荸荠 60 克，核桃仁 30 克，玫瑰 6 克，鸡蛋 2 只，红薯 90 克，猪网油 160 克，瓜片 15 克，白糖 100 克，湿棉纸 1 张。做法如下。

1. 先将红枣烤熟，取出枣肉备用，或者选用现成的枣泥；

2. 核桃仁用沸水泡后去皮，放入油锅中炸黄捞出；

3. 生猪板油去筋，与枣肉分别剁成泥，红薯煮熟之后去皮，压成泥状；

4. 将核桃仁、荸荠、瓜片分别切成丁；

5. 再把枣泥、猪油和红薯泥装入盆中，将鸡蛋打散倒入盆内，放入核桃仁、瓜片、荸荠、白糖、玫瑰等搅拌均匀；

6. 将猪网油铺于碗底，猪网油边吊在碗口边外，把搅拌好的枣泥放入网油内，用手压平，将碗口的网油边理平，搭在碗内的枣泥上，用湿棉纸密封，再蒸 40 分钟，出笼后扣在另一盘内，揭去网油，撒上白糖即可。

玫瑰枣膏不仅外形漂亮，而且口感松软香甜，具有调理脾胃、养肝解郁的作用。

大家也许想不到，后来，我朋友的老母亲也喜欢上了这道玫瑰枣膏，不仅自己经常在家制作，而且还推荐给了身边的朋友们，现在老母亲在城市里面不仅结交到了新的朋友，而且还参加各种老年活动，心态和身体状况都好多了。

葱花木耳，消除耳聋耳鸣

耳聋、耳鸣在耳科疾病中被称为两种症状，但是发作的时候常常是同时出现，病理也基本相同，所以医学上往往将两者放在一起研究。听觉系统的传音、感音功能异常所致听觉障碍或听力减退统称为耳聋。耳鸣则是指患者耳内或头内声音的主观感觉，起因大多是听觉功能的紊乱。

李女士是一所中学的音乐老师，平常唱歌弹琴与良好的听力是分不开的。近日，她一直受到耳鸣的折磨，总觉得在脑海之中有嗡嗡的声音，给她的工作带来了很大的困扰。李女士到我这里就诊，希望我可以帮助她从这种环境中摆脱出来。

通过李女士的叙述我了解到，她之所以患上耳鸣就是因为小区附近的工地施工，经常到了晚上还机器轰鸣。李女士一向都是在安静的环境下睡觉，加上她比别人听力灵敏，所以每天晚上都被轰隆隆的机器声吵得睡不着觉。在这种情况下，李女士的心情也越来越差，精神紧张让耳鸣的情况也随之加重。

中医认为，耳聋耳鸣所产生的原因一般为风热侵袭、暴震外伤，内因就是肝火上炎、耳窍失养，一般的做法就是补肾益精、益气养肝。由于李女士耳聋的问题并不是十分严重，我便找了一个食疗的方子给她。先将少许的木耳泡发、洗净，再准备鲜葱花若干，将二者炒熟食用，每天只需吃一次，七天一个疗程，对于李女士这样的轻度耳聋非常有效。黑木耳性平味甘，具有补气补肾的作用；葱花则能解郁温通、理气止痛，两者结合对于耳鸣有很好的治疗效果。

李女士按照我说的方法食用了一个星期，来复诊的时候耳鸣基本消失。现代社会生活节奏很快，人们长期处于紧张、疲劳的状态，一旦遇到外界刺激，或长期使用耳机听音乐，就很容易患上耳鸣。为此，我建议李女士应该保持愉悦的心情，注意休息，注意养护气血。烟酒是造成耳聋的一大帮凶，因为烟酒中的有害物质会对循环系统造成破坏，加重耳内神经、血管缺氧，加剧耳鸣。另外，耳鸣患者还要注意不可食用辛辣食物，如花椒、咖喱、韭菜等。

着急上火中耳炎，就饮金银菊花茶

化脓性中耳炎是由细菌感染而引起的中耳化脓性病变，一般情况可以分为急性化脓性中耳炎和慢性化脓性中耳炎。急性化脓性中耳炎一般起病急剧，耳朵痒痛肿胀，听力减退，时常伴有发热症状；后者一般都是由急性传染病诱发的，表现为耳内肿胀疼痛，有清白稀脓断续出现等。

小王因为患上了化脓性中耳炎到我这里治疗，我按照习惯询问了小王的工作情况。小王称，他在报社做新闻采访工作，刚刚毕业，每天都是跟着前辈到处跑，给领导打下手，做最基本的工作，积累经验。据小王介绍，由于他所在的报社主要做社会新闻一类的内容，一直在外面奔波，只要有新闻事件发生，无论是吃饭还是睡觉，都必须立刻一起与领导到事故现场采访。另一方面，因为小王并不是正式职工，只算是实习，每个月只有很少的补助，并没有其他的收入来源，所以生活上十分拮据，每天过日子都需要精打细算。超负荷的工作、巨大的经济压力，让小王整天处于极为焦虑的状态，可是他又不能将情绪发泄出来，只得咬牙坚持。

从中医学的角度来看，化脓性中耳炎多因肝胆、三焦蕴热，复感外邪、风热上扰、凝聚于耳底，时间一长腐化成脓。这与小王所描述的工作情况完全相符，可以说，小王就是因为巨大的工作压力，心情焦虑，导致风热上扰，最后导致了化脓性中耳炎。

由于小王的病症只是早期情况，我便开了一个内服的药方，主要是为了解火清热，化湿散风。药方极为简单，取等量少许金银花、菊花用开水冲泡饮用，直至症状完全消失。

金银花消暑清热，止渴解毒，一般都会用金银花调至清热的茶饮。根据研究发现，金银花还有抗病原微生物作用，对于各种致病菌例如大肠杆菌、溶血性链球菌、金黄色葡萄球菌、痢疾杆菌等都具有一定的抑制作用；对于脑膜炎双球菌、肺炎球菌、结核杆菌可以起到抑菌杀菌作用，对痈肿疔疮、肠痈肺痈有较强的散痈消肿、清热解毒、消炎作用。在《本草经百种录》之中记载菊花“能治头目肌表之疾”，能够清热疏风，降肝火，而通过药理研究表明，菊花中的菊苷、腺嘌呤、氨基酸以及各种微量元素对链球菌、葡萄球菌、流感病毒和皮肤真菌都具有一定的抑制作用。

过了大约一个礼拜，小王到我这里复诊，他的中耳炎有了很大的好转，于是我建议他继续服用一段时间，必能完全康复。心情抑郁，过大的压力，上火心急极容易患化脓性中耳炎，所以这类人群应该注意锻炼身体，及时将身体的湿热祛除，只有坚持锻炼身体提高免疫力才能彻底的告别炎症。

葛花蜂蜜茶，解酒有良效

酒在我们的日常生活中发生着巨大的作用，因为朋友与朋友之间的交流总是少不了酒的。古人云：“无酒不成席。”还有这样的一种说法“酒逢知己千杯少，话不投机半句多”。但是经常饮酒也会让自己的身体变差。

中医上认为酒的属性是热性的，《神农本草经》一书中就有这样的记载：“大寒凝海，唯酒不冰。”但是虽然书上这样说，我们在饮酒的时候还是要适量，才会对我们的身体有好处。

我朋友开的公司是一家广告公司，因此在平时的时候应酬非常多。有一天他签了一个非常大的单子，喝了很多的酒，回家的时候已经东倒西歪了，因此她的老婆很害怕，就打电话向我寻求方法。

我让她用温开水将蜂蜜冲开，让她给朋友喝五六勺就没事了。于是第二天早上这个朋友给我打电话感谢我，他说他的夫人按照我的方法给他喝了蜂蜜水，然后过了两三个小时之后他的脑袋已经完全清醒了，以前在喝完酒之后，第二天总是会头痛，但是今天却完全没有这个症状。于是我告诉他，这个蜂蜜水的方法不仅只有解酒这么一个作用，还能够预防醉酒，若是加上葛花，那么效果会更加的好。

葛花是解酒的一种药材。民间曾有这样的一种说法叫“千杯不醉葛藤花”，葛藤花就是现在的葛花。在我国古代的医书上称之为“解酒醒脾”，如《名医别录》就认为：“葛花气味甘、平，无毒，主治：消酒。”

现在市场上大部分的解酒茶中都含有葛花这种物质，有些还会直接命名为葛花解酒茶。葛花的作用就是减少肠道和胃对酒的吸收，并且还能够加强肝脏里乙醇脱氢酶的活性，因此加速酒精在身体中的新陈代谢，更好地将身体中的酒精挥发出去。

蜂蜜中含有大量的果糖，因此可以加快分解乙醇，将身体中的酒精快速的分解。因此很多的喝醉酒的患者被送到医院以后一般会被输上一瓶果糖液。人在喝多酒的时候，往往会引起酒精性低血糖症，所以喝一些蜂蜜正好可以缓解这个症状。

我的朋友听了我的方法，以后每次在聚会喝酒之前都会喝上一壶葛花蜂蜜茶，这样喝酒的时候就不会出现醉酒的状况了。他说这个方法非常的受用，在以后的聚会中，他被称为千杯不醉。不过我提醒他，就算钱再多，也没有身体重要，所以还是少喝一些酒为好。

若是找不到葛花，这个时候就可以用葛根来代替，同样有分解酒精的效果。

除了以上的这个偏方，我们还要注意一下以下的问题，这样醉酒就不会发生了。

1. 喝酒之前要大量的喝一些水，能再吃一勺食盐就更好了，这样可以起到利尿的作用，有助于身体中酒精的排出；

2. 在吃菜的时候多吃一些辣菜，最好是吃的满头大汗，这样酒精就可以通过汗液排出体外。因此四川人在吃火锅的时候喜欢喝啤酒，十几瓶都不会喝醉，这就是吃火锅的时候容易出汗的功劳。

不过，这两个方法只是辅助的作用，因为酒精只有 10% 会随着汗液和尿液排出，剩下的都在肝脏中代谢分解。所以说，这两个方法只能起到 10% 的作用！

第十章
脂肪肝的日常防治及家居调养

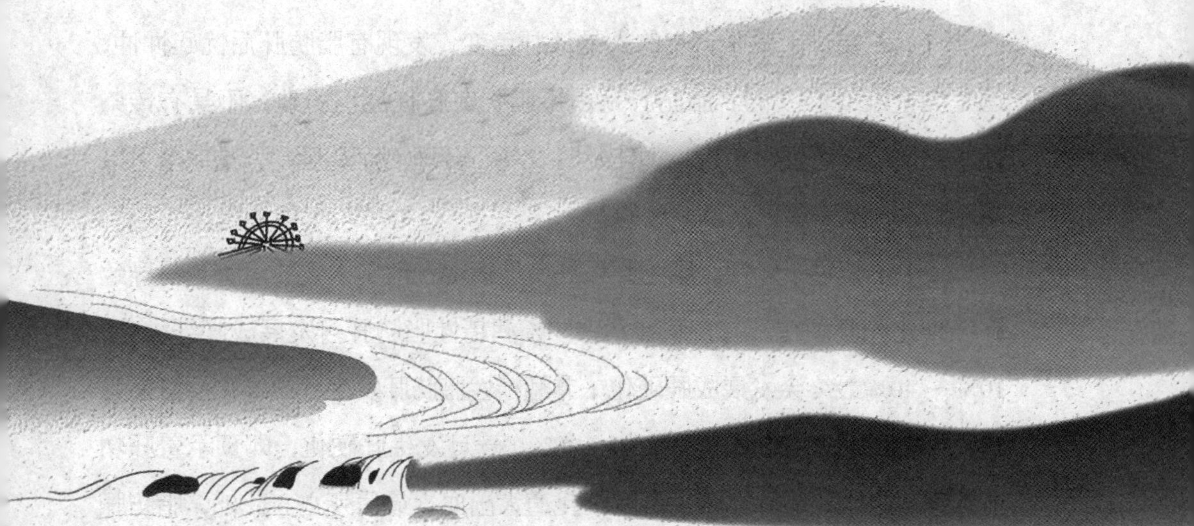

忽视脂肪肝，是在拿肝脏开玩笑

脂肪肝是指由于各种原因引起的肝细胞内脂肪堆积过多的病变。脂肪性肝病正严重威胁国人的健康，成为仅次于病毒性肝炎的第二大肝病，已被公认为隐蔽性肝硬化的常见原因。

不过，由于轻度脂肪肝多无临床症状，易被忽视，许多脂肪肝病人是在体检时偶然被发现的，故认为脂肪肝对人体没有什么大的影响。还有的人被诊断为脂肪肝后非常害怕，四处求医，到处寻药，给自己增添了许多烦恼。故此，正确认识脂肪肝，人们必须要走出两个误区。

（1）不要过于紧张。有的人是谈肝色变，发现有脂肪肝后忧心忡忡，这是完全没有必要的。脂肪肝是由于脂肪在肝脏沉积所致，不具有传染性。它是一种可逆性疾病，如能及时发现、合理治疗及运动，是完全可以阻止其进一步发展，甚至治愈的。

（2）不要过于轻视。脂肪肝虽是良性病变，但其主要的危害是易导致肝纤维化和肝硬化。有资料显示，30% 酒精性脂肪肝可发展成肝纤维化，10% ~ 40% 最终会发展成肝硬化；非酒精性脂肪肝发生肝纤维化的概率为25%，发生肝硬化的概率为 1.5% ~ 8%。一旦发生肝硬化，即预示着肝功能损害、腹水、静脉曲张，甚至消化道大出血，最后死亡。此外，脂肪肝还能使人们降低对细菌病毒等的防御能力，也可以影响其他疾病的恢复，所以对脂肪肝也要引起重视。

要知道，患上脂肪肝后，肝细胞发生了不同程度的脂肪化，这样肝脏就会失去其正常的功能。这是一个逐渐变化的过程，早期患者的肝功能可能正常，但随着肝细胞脂肪化的加重，将使肝细胞的功能越来越多地丧失，对人体的危害也是非常大的。

1. 促进动脉粥样硬化的形成

脂肪肝患者常伴有高脂血症，血液黏稠度增加，其中的低密度脂蛋白（LDL）因其分子量极小，很容易穿过动脉血管内膜在血管壁沉着，使动脉弹性降低，管径变窄，柔韧性减弱，最终导致血液循环障碍，血管破裂，危及生命。

2. 诱发或加重高血压、冠心病

动脉硬化与高血压、冠心病的关系十分密切，研究表明，酒精性脂肪肝患者合并高血压、冠心病，容易导致心肌梗死而猝死。

3. 脑病脂肪肝综合征（Reye 综合征）

又称内脏脂肪变性脑病。其发病机制尚不清楚，线粒体损伤和酶活性丧失是其病理基础。病理改变主要是弥漫性脑水肿和重度的肝脂肪变性，肝脏肿大，质地坚实。伴有显著的脑症状：抽搐、进行性意识障碍甚至昏迷，病死率高达 70% ~ 80%。

4. 导致肝硬化、肝功能衰竭、肝癌

各种肝病的最终结果往往是肝硬化，脂肪肝也不例外，肝硬化继发肝细胞癌的概率较高。肝硬化又分为代偿期和失代偿期。一旦肝硬化发展到失代偿期极易发生肝昏迷、肝腹水、消化道大出血、肝脏功能衰竭、肝肾综合征等，那就离生命的终结不远了。

5. 急性妊娠性脂肪肝，病死率高

此病又称产科急性黄色肝萎缩，是一种较少见、预后凶险的妊娠并发症。多发生在怀孕的最后三个月，临床表现常与急重肝相似，可出现急性肝功能衰竭、胰腺炎、肾功能衰竭、全身凝血异常而导致快速死亡，首次妊娠的孕妇居多。典型病例表现为起病急，病初会有恶心、呕吐、上腹痛、背痛，不同程度的高血压、水肿，黄疸进行性加重，短期内可出现昏迷、腹水，皮肤大片瘀斑，便血、尿血。一旦明确诊断，应立即终止妊娠，这是唯一有效的办法，若待到晚期肝功能衰竭，凝血功能障碍，再行剖腹产或引产，则可能出现产后大出血，危及母婴生命。

6. 诱发或加重糖尿病

糖尿病是病因未明的全身慢性代谢性疾病，主要由于胰岛素分泌不足或胰岛素抵抗而形成的以糖代谢紊乱为主的疾病，其特征是高血糖、高血脂、高氨基酸血症。据调查糖尿病患者中合并脂肪肝约 50%，脂肪肝患者中合并糖尿病的约 30% ~ 40%，脂肪肝患者的血糖水平明显高于正常人，肥胖性脂肪肝患者若血糖浓度超过正常水平，虽未达到糖尿病的诊断标准，一般认为是糖尿病前期。脂肪肝与糖尿病是一对难兄难弟，两者兼有的话将给治疗带来更大的困难，顾此失彼，加速病情发展。

7. 乙肝合并脂肪肝加快向肝硬化发展

临床调查发现，慢性病毒性乙肝、丙肝合并脂肪肝会增加肝纤维化的发生和发展，缩短慢性肝炎向肝炎后肝硬化的发展时间。肝纤维化是慢肝发展为肝硬化的必然病理过程，而肝纤维化是由于肝细胞外胶原基质和非胶原基质代谢失衡形成基底膜，造成肝血窦毛细血管化，这是肝纤维化的分子病理学基础。脂肪肝使本来受损的肝细胞进一步功能下降，必然雪上加霜加快肝纤维化进程，促使肝硬化形成。

8. 降低人体免疫功能、解毒功能

肝脏是最大的网状内皮细胞吞噬系统，它能通过吞噬、隔离和消除，改造入侵和内生的各种抗原，肝细胞脂肪变性或坏死，使肝脏的免疫功能下降，脂肪肝患者常伴有肝脾肿大。脾脏也是人体重要的免疫器官，脾肿大会造成脾功能亢进。淋巴 T 细胞、B 细胞在脾脏中成熟、分化，脾功能异常抑制了细胞免疫的功能，所以脂肪肝患者由于免疫功能降低，抵抗力差更容易被感染。

9. 对机体消化系统的损伤

胃、肠、肝、胆都是消化系统的重要器官，机体摄取三大营养素（蛋白、脂肪、糖）都要经过肝脏的代谢才能被机体所利用，脂肪肝患者肝脏功能受损，时间一长就会累及脾、胆、胃、肠。中医认为“见肝之病，知肝传脾，当先实脾”“脾主运化”；中医还认为“肝胆相表里”。肝脏有病常影响胆囊的功能，临床研究也证实：脂肪肝患者中约 20% ~ 30% 伴有慢性胆囊炎、胆石症。

如果你已经患上了脂肪肝，千万不要忽视它，脂肪性肝正严重威胁人类的健康，是导致肝硬化的常见病因之一。不过，一般而言，脂肪肝在发展成为肝硬化之前是可逆性病变，早期诊断并及时治疗常可恢复正常，只要祛除病因，肝内的脂肪堆积就可以消失。

了解病因，才能有效预防脂肪肝

对于脂肪肝预防和疗疗，我们应从了解它的病因入手，尽量避免和预防疾病的发生。在我们的日常生活中，诱发脂肪肝的因素有很多。

1. 肥胖导致脂肪肝

肝内脂肪堆积的程度与体重成正比。30% ~ 50% 的肥胖症合并脂肪肝，重度肥胖者脂肪肝病变率高达 61% ~ 94%。肥胖人体重得到控制后，其脂肪浸润亦减少或消失。

2. 酒精导致脂肪肝

长期嗜酒者肝穿刺活检，75% ~ 95% 有脂肪浸润。还有人观察，每天饮酒超过 80 ~ 160 克则酒精性脂肪肝的发生率增长 5 ~ 25 倍。

3. 快速减肥导致脂肪肝

禁食、过分节食或其他快速减轻体重的措施可引起脂肪分解短期内大量增加，消耗肝内谷胱甘肽（GSH），使肝内丙二醛和脂质过氧化物大量增加，损伤肝细胞，导致脂肪肝。

4. 营养不良导致脂肪肝

营养不良导致蛋白质缺乏是引起脂肪肝的重要原因，多见于摄食不足或消化障碍，不能合成载脂蛋白，以致甘油三酯积存肝内，形成脂肪肝。

5. 糖尿病引发脂肪肝

糖尿病患者中约 50% 可发生脂肪肝，其中以成年病人为多。因为成年后患糖尿病人有 50% ~ 80% 是肥胖者，其血浆胰岛素水平与血浆脂肪酸增高，脂肪肝变既与肥胖程度有关，又与进食脂肪或糖过多有关。

6. 药物导致脂肪肝

某些药物或化学毒物通过抑制蛋白质的合成而致脂肪肝，如四环素、肾上腺皮质激素、嘌呤霉素、环已胺、吐根碱以及砷、铅、银、汞等。降脂药也可通过干扰脂蛋白的代谢而形成脂肪肝。

7. 妊娠引发脂肪肝

多在第一胎妊娠 34 ~ 40 周时发病，病情严重，预后不佳，母婴死亡率分别达 80% 与 70%。

8. 其他疾病导致脂肪肝

结核、细菌性肺炎及败血症等感染时也可发生脂肪肝，病毒性肝炎病人若过分限制活动，加上摄入高糖、高热量饮食，肝细胞脂肪易堆积；接受皮质激素治疗后，脂肪肝更容易发生。控制感染后或去除病因后脂肪肝迅速改善，还有所谓胃肠外高营养性脂肪肝、中毒性脂肪肝、遗传性疾病引起的脂肪肝等。

从脂肪肝的发病原因来看，它是“糖脂代谢异常”在肝脏中的表现。如果这种“糖脂代谢异常”未得到有效的控制，不仅脂肪肝会逐步加重，其中的糖代谢异常还可发展为糖尿病；脂代谢异常严重时可出现高脂血症、痛风、动脉粥样硬化、高血压、冠心病、脑梗死等一系列严重影响人类健康的不可逆的现代病。而脂肪肝更像一面镜子，能反映出更早期的糖脂代谢紊乱，而且此时在一定程度上疾病还是可逆的，也是早期治疗的好时机，所以希望大家不要忽视，及早发现，及早治疗，及早调养。

透过蛛丝马迹，及早发现脂肪肝

脂肪肝的临床表现多样，轻度脂肪肝多无临床症状。仅有疲乏感，而多数脂肪肝患者较胖。脂肪肝病人多于体检时偶然发现。中、重度脂肪肝有类似慢性肝炎的表现，主要表现在以下几个方面。

1. 食欲不振、乏力、肝区闷胀不适或疼痛

此为肝病患者常常伴有的症状，患者若出现食欲不振、乏力、厌油、腹胀、肝区隐痛等，排除了感冒、急性胃炎以及其他肝病，均应怀疑患有脂肪肝的可能。

2. 恶心呕吐

恶心与呕吐是临床的常见症状。脂肪肝若伴有肝功能损害，可伴有恶心欲呕、厌油、上腹胀等肝系症状。恶心常为呕吐的前驱感觉，但也可

单独出现，主要表现为上腹部的特殊不适感，常伴有头晕、流涎、脉搏缓慢、血压降低等症状。呕吐是指将胃内容物或一部分小肠内容物，通过食道逆流入口腔的一种复杂的反射动作。肝胆胃系统疾病常伴有恶心、欲呕或呕吐的症状，如急性肝炎、慢性肝炎（乙型、甲型等）、肝硬化、急慢性胃炎等。脂肪肝若伴有肝功能损害，可伴恶心欲呕、厌油、上腹胀等肝系症状。

3. 肝脏肿大

脂肪肝常见的表现为肝大。若肝包膜受伸胀、肝韧带被牵引、脂肪囊肿破裂或发炎，则可见肝区痛及压痛，伴反跳痛，发热，白细胞增多。

脂肪肝患者的肝大：约 90% 患者的肝脏可扪及，30% 轻度肝大，如肝脏贮脂占肝重的 40% 以上时，可有明显肝大，但为无痛性。肝脏虽肿大，而其形态依然保持正常。若检查肝脏时其质地正常，或稍觉柔软。并且表面平滑且无触痛，便应考虑到脂肪肝的可能性。但因为脂肪肝其质地较柔软，所以虽然肿大而在腹壁下触诊往往难以触知。

肝脏肿大可由多种疾病引起，诊断时应结合症状，实验室检查、影像学检查（B 超、CT 等）来确诊。如有营养过多所致的肥胖症、慢性酒精中毒、糖尿病、慢性结核病、各种严重贫血等疾患存在时，则可帮助判断是否已患有脂肪肝。肝肿大还多见于各型病毒肝炎、肝脏肿瘤、阿米巴脓肿、肝硬化、肝结核等，故明确诊断时还应结合症状、实验室检查、影像学检查（B 超、CT 等）来确诊。

4. 蜘蛛痣

蜘蛛痣是皮肤小动脉末端分枝性扩张所形成的血管痣，形似蜘蛛，故称蜘蛛痣。蜘蛛痣的发生一般认为与肝脏对体内雌激素的灭活减弱有关。

蜘蛛痣出现的部位多在上腔静脉分布的区域内，如面、颈、手背、上臂、前胸和肩等。其痣的大小不等，直径可以针头大到数厘米以上。检查时用指尖或（针）火柴棒压迫痣的中心（即中央小动脉干部），其辐射状小血管网即褪色，去除压力后又复出现。

蜘蛛痣常见于急慢性肝炎、脂肪肝或肝硬化时。慢性肝病（包括脂肪肝）患者手掌大小鱼际处常发红，如压后褪色，称为肝掌，发生机理与蜘蛛痣同。据报道，270 例肝活检确诊为脂肪肝的患者 8% 有蜘蛛痣，脂肪肝好转后蜘蛛痣消失，3 例由脂肪肝转成肝硬化，蜘蛛痣增多。

5. 内分泌失调

肝脏为许多内分泌激素代谢灭活场所，脂肪肝时，病人除出现蜘蛛痣外，还可能有男性乳房发育、睾丸萎缩、阳痿，女性月经过多、闭经、病人体重减轻或增加等表现。

病人体重改变机理认为是皮质醇类在肝脏灭活减少，导致血中皮质醇量增多，患者基础代谢改变，而见体重的变化。肝功能减退，糖、蛋白质、脂肪三大代谢会出现障碍，亦会导致患者体重减轻或出现肥胖。

6. 维生素缺乏症

脂肪肝时由于脂肪堆积合并饮食中维生素缺乏，病人易出现多种维生素缺乏症。临床可见周围神经炎、舌炎、口角炎、皮干瘀斑、角化过度等。

维生素缺乏常认为是由于脂肪肝病人的维生素摄入量不足，但亦有人认为肝脏受损严重时，肝组织中的维生素含量亦减少，因此脂肪堆积合并饮食中维生素缺乏是导致出现维生素缺乏症状的两个主要原因。

7. 黄疸

黄疸是由于体内胆红素代谢障碍，致血液中胆红素浓度增高，渗入组织，尤其是巩膜、黏膜和皮肤染成黄色所致。

黄疸在临床上按发生机理可分为溶血性、肝细胞性与阻塞性三型。脂肪肝时黄疸类型常为肝细胞性，该型黄疸常伴有乏力、倦怠、食欲不振等症状。有临床资料显示，脂肪肝病人仅少数会出现轻度黄疸。在肝内脂肪被清除后黄疸即消退。

轻度脂肪肝患者如果能及早地进行治疗，是可以治好的。所以如果发现自身出现上述症状，请不要耽搁，及早检查，抓紧治疗是关键。

远离脂肪肝，要有好习惯

现在很多人生活不规律，脂肪肝已经成为常见的肝脏疾病，发病较轻时对人体不会产生什么影响，但如果不及时治疗，任其发展，就很有可能会导致肝硬化、肝癌等不可逆疾病。因此，我们一定要培养良好的生活习惯，以预防脂肪肝的发生。

1. 调节情志

平时应当保持开朗的心情，不暴怒，少生气，规律生活，注意劳逸结合。因为情志与肝脏之间有着密切的关系，“怒伤肝”，由此可见，负面情绪对肝脏的伤害还是不小的。

2. 控制饮酒

我们喝下去的酒，绝大部分酒精要通过肝脏进行代谢，因此，经常大量饮酒者，肝脏负担会越来越大，应当限制饮酒。

3. 适当运动

有氧运动可以改善机体代谢、燃烧脂肪，还可愉悦身心，提升机体免疫力。进食量应当和体力活动相协调，保持适当体重，坚持运动，可增加肝脏内脂肪的分解、消耗，脂肪的含量下降，脂肪肝的发生也就能够避免了。

4. 合理饮食

饮食应做到定时定量，晚餐应当尽量少吃些，吃七八分饱即可，营养要均衡，食物要多样化，最好以谷物为主，同时多吃些果蔬、奶制品、豆制品等；适当摄入些肉类，应尽量少吃肥肉、动物脂肪。果蔬里面维生素、纤维素、木质素、果胶、无机盐等皆为肝脏必不可少的营养物质，并且，新鲜蔬菜里面富含脂溶性物质，可促进人体中脂肪的消退。

5. 吃荤后不能立即喝茶

很多人吃过肉、蛋、鱼等高脂肪食物后，会喝些茶来解腻，实际上，这种做法是很不科学的。茶中的鞣酸会同蛋白质结合，生成鞣酸蛋白质，这种物质能够减缓胃肠蠕动，很容易导致便秘，还会加重有毒物质、致癌物质对肝脏的毒害作用，久而久之，诱发脂肪肝。

科学运动，避免脂肪堆积成病

脂肪肝患者平时最好经常运动，不能一天到晚吃了睡，睡了吃；平时出个门都懒得走，即使是几十米远也要坐车或开车，这种习惯是非常不好的，很容易导致肥胖，而脂肪的堆积又会加速脂肪肝的发生。

所以，脂肪肝患者一定要进行适当的运动来减少身体上的脂肪。

（1）运动的种类。脂肪肝的患者要采取以锻炼全身体力和耐力为主的低强度的动态运动，也就是我们通常所说的有氧运动。比如跑步、步行、爬楼梯、登山、跳绳、游泳等。这类运动能够起到降脂减肥、促进肝内脂肪消退的作用，对于脂肪肝患者来说是非常有好处的。

（2）运动强度。脂肪肝患者应当根据自己的承受能力来选择适当的运动。以运动时脉搏跳动 100 ~ 160 次 / 分钟，持续 20 ~ 30 分钟后以疲劳感在 20 分钟之内消失为宜。运动最低应能达到呼吸加快、微微出汗的状态。

（3）运动的时间和频率。同样的运动项目和运动强度，下午或是晚上的锻炼要比中午多消耗 1/5 的能量，所以，锻炼最好在下午或晚上进行，散步的最佳时间应当是晚餐后 45 分钟，这个时候热量的消耗最大，减肥的功效也比较好。

但是要注意，通常情况下，脂肪肝患者的体重都比较重，运动量过大很容易出现呼吸急促、面红耳赤、头晕目眩，甚至昏厥的现象，因此，一定要把握好运动的量和运动的强度。

将穴位按摩、运动和食疗的方法配合起来，即使患上了脂肪肝也是很容易解决的。所以，从现在开始，就要关注自己的身体健康状况。

实效小验方，对症治疗脂肪肝

脂肪肝不是一种独立的疾病，如何脂肪肝治疗不及时的话，极有可能会引发身体其他器官的病变，极易引发并发症。患有脂肪肝，可以找中医师辨证分型后，对症选用药膳偏方来治疗。下面就为大家推荐几例颇有实效的小验方。

1. 陈皮二红饮

陈皮、红花各6克，红枣5枚。水煎，取汁代茶饮。此方可活血化瘀、行气化痰。适用于气滞血瘀型脂肪肝。

2. 丹参陈皮膏

丹参100克，陈皮30克，蜂蜜100毫升。丹参、陈皮加水煎，去渣取浓汁，加蜂蜜收膏。每次20毫升，每日2次。此方可活血化瘀、行气祛痰。适用于气滞血瘀型脂肪肝。

3. 佛手香橼汤

佛手、香橼各6克，白糖适量。佛手、香橼加水煎，去渣取汁加白糖调匀，每日2次。此方可疏肝解郁、理气化痰。适用于肝郁气滞型脂肪肝。

4. 丹参山楂蜜饮

丹参、山楂各15克，檀香9克，炙甘草3克，蜂蜜30毫升。四味药加水煎，去渣取汁加蜂蜜，再煎几沸，每日2次。此方可活血化瘀、疏肝健脾。适用于瘀血阻络型脂肪肝。

5. 金橘蜜饮

准备金橘5个，萝卜半个，蜂蜜20克。将金橘洗净后去核，捣烂。萝卜洗净，切碎榨汁。将金橘泥、萝卜泥混匀，放入积安堂荆条蜂蜜调匀即可。具有顺气和胃、降脂护肝的功效。适宜肝郁气滞型脂肪肝。

6. 郁金蜜饮

准备郁金20克，蜂蜜15克。将郁金片洗净，放入锅中，加适量水，煎煮30分钟，去渣取汁，待汤汁转温后调入蜂蜜，搅匀即成。具有活血行气、抗脂肪肝的作用。适用于气滞血瘀型脂肪肝。

7. 陈皮半夏蜜饮

准备陈皮15克，半夏9克，蜂蜜20克。将陈皮、半夏洗净，晾干或晒干，陈皮切碎或切成丝，半夏切成片，一同放入砂锅中，加水浸泡透，煎煮 30 分钟，用洁净纱布过滤，去渣，取滤汁放入容器，待其温热时调入积安堂荆条蜂蜜，拌匀即成。具有清化痰湿、抗脂肪肝的功效。适用于痰湿内阻型脂肪肝。

第十一章
肝炎的日常防治及家居调养

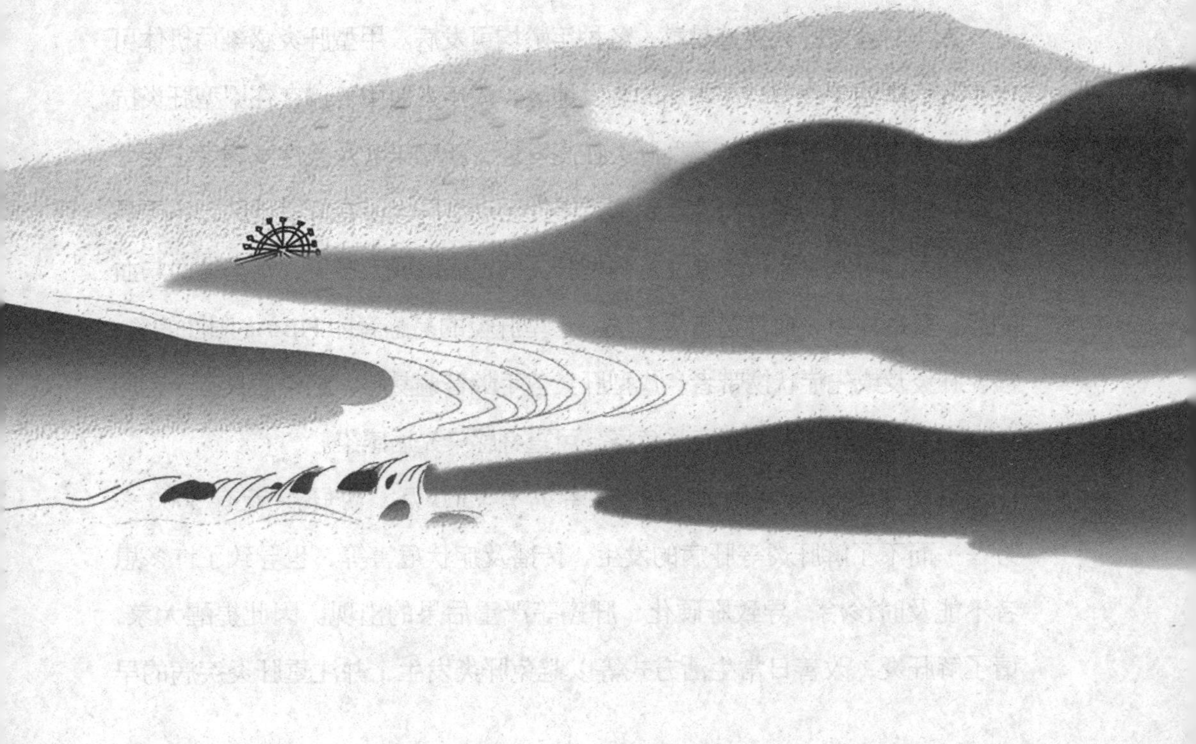

预防肝炎，首先要了解肝炎

肝炎其实是肝脏炎症的统称。通常是指由多种致病因素——如病毒、细菌、寄生虫、化学毒物、药物、酒精、自身免疫因素等使肝脏细胞受到破坏，肝脏的功能受到损害，引起身体一系列不适症状，以及肝功能指标的异常。由于引发肝炎的病因不同，虽然有类似的临床表现，但是在病原学、血清学、损伤机制、临床经过及预后、肝外损害、诊断及治疗等方面往往有明显的不同。需要注意的是，通常我们生活中所说的肝炎，多数指的是由甲型、乙型、丙型等肝炎病毒引起的病毒性肝炎。

人类对各型肝炎普遍易感，各种年龄均可发病。甲型肝炎感染后机体可产生较稳固的免疫力，在本病的高发地区，成年人血中普遍存在甲型肝炎抗体，发病者以儿童居多。乙型肝炎在高发地区新感染者及急性发病者主要为儿童，成人患者则多为慢性迁延型及慢性活动型肝炎；在低发地区，由于易感者较多，可发生流行或暴发。丙型肝炎的发病以成人多见，常与输血与血制品，药瘾注射，血液透析等有关。丁型肝炎的易感者为 HBsAg 阳性的急、慢性肝炎及或先症状携带者。戊型肝炎各年龄普遍易感，感染后具有一定的免疫力。各型肝炎之间无交叉免疫，可重叠感染先后感染。

目前在我国，乙肝病毒携带者约有 9300 万，丙肝患者有 3000 多万……而不了解肝炎等肝病的发生、传播及症状危害等，也导致了许多患者不能及时诊治，导致肝硬化、肝癌等严重后果的出现。因此提醒大家，请了解肝炎，改善日常生活方式等以避免肝炎发生；并注重肝炎疾病的早发现、早治疗，避免更严重的后果发生。

1. 肝炎的传染源

（1）甲型肝炎的主要传染源是急性患者和隐性患者。病毒主要通过粪便排出体外，粪便中排出的病毒通过污染的手、水、苍蝇和食物等经口感染，以日常生活接触为主要方式，通常引起散发性发病，如水源被污染或生食污染的水产品（贝类动物），可导致局部地区暴发流行。自发病前 2 周至发病后 2 ~ 4 周内的粪便具有传染性，而以发病前 5 天至发病后 1 周最强，潜伏后期及发病早期的血液中亦存在病毒。通过注射或输血传播的机会很少，唾液，胆汁及十指肠液亦均有传染性。

（2）乙型肝炎的传染源是急、慢性患者的病毒携带者。①输血及血制品以及使用污染的注射器或针刺等；②母婴垂直传播（主要通过分娩时产道血液，哺乳及密切接触，通过胎盘感染者约 5%）；③生活上的密切接触；④性接触传播（如果皮肤没有破损是不会传染）。此外，尚有经吸血昆虫（蚊、臭虫、虱等）叮咬传播的可能性。病毒存在于患者的血液及各种体液（汗、唾液、泪乳汁、阴道分泌物等）中。急性患者自发病前 2 ~ 3 个月即开始具有传染性，并持续于整个急性期。HBsAg（+）的慢性患者和无症状携带者中凡伴有 HBeAg（+），或抗 −HbcIgM（+），或 DNA 聚合酶活性升高或血清中 HBVDNA（+）者均具有传染性。

（3）丙型肝炎的传染源是急、慢性患者和无症状病毒携带者。丙型肝炎的传播途径与乙型肝炎相同而以输血及血制品传播为主，且母婴传播不如乙型肝炎多见。病毒存在于患者的血液及体液中。

（4）丁型肝炎的传染源是急、慢性患者和病毒携带者。HBsAg 携带者是 HDV 的保毒宿主和主要传染源。

（5）戊型肝炎的传染源是急性及亚临床型患者。通过粪、口途径传播，水源或食物被污染可引起暴发流行；也可经日常生活接触传播。

2. 肝炎的危害

（1）甲型肝炎病毒。甲型肝炎是通过消化道感染传播病毒的，如果附近的水源被甲型肝炎病毒感染了，那么附近饮用水源的人群都会受到甲型肝炎的感染，学校要停课，增加了社会负担及恐慌。而且甲型病毒性肝炎病毒可侵犯其他器官。

（2）乙型肝炎病毒。如果乙肝患者在日常的生活中不注意和没有及时地进行治疗，乙肝病毒具有强大的复制性和传染性，将会严重的侵害人体的肝脏，这些携带者中的一部分能发展成急慢性乙型肝炎、肝硬化或肝癌。

（3）丙型肝炎病毒。丙肝转变为肝硬化、肝癌的概率很高，在中国大概有 50% 的丙肝患者会转化为肝硬化。丙肝具有很强的传染性。患者对丙肝的认知度比较低导致病情的延误。

（4）丁型肝炎病毒。人感染丁型肝炎病毒后，其临床表现决定于原有丁型肝炎病毒感染状态。潜伏期 4 ~ 20 周。临床表现多样，可似急性肝炎，也可为慢性肝炎、重型肝炎和肝硬化。

（5）戊型肝炎病毒。成人感染戊肝病毒后，会出现各种临床型表现，对于身体会造成一定的危害。会出现黄疸的现象，即会有巩膜、皮肤的黄染现象，将近一半左右的戊肝患者还会出现发热症状，并且伴有全身乏力、恶心呕吐、肝区痛等症状。

到目前为止，有关数据显示，每年因感染肝炎病毒而死亡的人数超过 100 万人，肝炎已成为严重威胁人类健康的一大“杀手”。肝炎如果不及时治疗，80% 会在 5 ~ 30 年内恶化为肝硬化或肝癌。肝炎对于人体的危害可谓非常之大，一定不能忽视，要及时就医。同时需要提醒的是，人们不健康的生活方式也可能会有损肝脏健康。其中，暴饮暴食、过量饮酒、营养过剩、熬夜失眠、乱吃保健品是不少人的“通病”，这些都会加重肝脏负担。因此，需改善自己的生活方式，注意以下方面：

合理饮食，保证合理营养，避免营养过剩；少酒、禁酒。

不迷信保健品，可通过日常饮食增强自己抵抗病毒的能力，如花生、鸡蛋、豆腐、牛奶、鱼、鸡肉、芝麻、松子等高蛋白、低热量的食物，可以降低肝炎的患病率。

肝炎早知道，及早做治疗

病毒性肝炎主要症状为乏力，食欲不振，肝功能异常，部分病人可有发热及黄疸等，有的病程迁延或反复发作成为慢性；少数人发展成为重症肝炎，重症肝炎病情凶险，死亡率高，死亡原因主要为肝昏迷，肝功能衰竭，电解质紊乱及继发性感染。病毒性肝炎按病程和病情演变情况可分为如下几种。

1. 急性肝炎

（1）急性黄疸性肝炎。起病较急，有畏寒，发热，乏力，厌食，厌油，恶心，呕吐等症状，约 1 周后尿色深黄，继而巩膜及皮肤出现黄疸，肝脾均可肿大，肝区触叩痛明显，约经 2 ~ 3 周后黄疸逐渐消退，精神，食欲好转，肝大逐渐消退，病程约 1 ~ 2 个月。

（2）急性无黄疸性肝炎。起病销缓，一般症状较轻，大多不发热，整个病程中始终无黄疸出现，其他症状和体征与急性黄疸性肝炎相似，但发病率高，约占急性肝炎总人数的 70% ~ 90%。

2. 慢性肝炎

（1）慢性迁延性肝炎。由急性肝炎迁延而至，病程达半年以上而病情未明显好转，仍有食欲减退，胁痛，乏力，肝大，肝区痛等。

（2）慢性活动性肝炎。病程超过 1 年，症状和体征及肝功能检查均有明显异常，主要症状为乏力，食欲缺乏，腹胀，肝区痛等，且有肝病面容，肝掌，蜘蛛痣，黄疸，肝质较硬，脾肿大等体征，治疗后有的病人可恢复或稳定，有的则不断恶化，发展为坏死性肝硬化。

3. 重症肝炎

（1）急性重症。骤起高热，来势凶险，黄疸出现后迅速加深，肝脏缩小，伴有明显肝臭，肝功能显著减退，常有出血或出血倾向，腹水，下肢浮肿，蛋白尿，管型尿等，并可出现烦躁不安，谵妄，狂躁等精神症状，随后进入肝昏迷状态，抢救不及时可导致死亡。

（2）亚急性重症。发病初期类似肝炎，经 2 ～ 3 周后病情不见减轻，反而逐渐加重，常有乏力，厌食，严重的腹胀，尿少，重度黄疸，明显的出血倾向和腹水，晚期可出现中枢神经系统症状，亦可发生昏迷，多于发病后 2 ～ 12 周死亡，一部分患者可发展为坏死后肝硬化。

肝炎患者的饮食原则

肝炎患者在接受正规治疗的同时，还应注意日常生活中的饮食，注意饮食对病情的恢复也可起到一定的辅助作用。

1. 肝炎患者忌过量吃糖

大部分肝炎患者认为多吃点糖可以补充营养不足，并且不会增加肝脏的负担，其实这种看法是不全面的。

肝炎患者的肝脏发生病变，许多酶类活动失常，由于糖代谢发生紊乱，糖耐量也降低，若吃过多的糖就会使血糖升高，从而导致糖尿病的发生，并且血糖过高，超过胰腺的负担，可致使胰岛细胞的功能逐渐衰弱，因此肝炎患者应尤为注意。

除了吃糖外，注射葡萄糖也应适量。当患者进食量很少或呕吐不能进食时，可由静脉输注高渗葡萄糖溶液，以补充营养。但是当患者食欲转好时，便不必注射葡萄糖。

2. 肝炎患者忌食松花蛋

无论是肝炎患者还是健康人都不宜大量及长期食用松花蛋，这是因为在制作松花蛋过程中含有一定量的铅，而铅在人体内能取代钙质。大量及长期食用松花蛋，导致人体内铅的含量增加，不仅会使钙质缺乏和骨质疏松，还会引起铅中毒。

3. 肝炎患者忌吃臭豆腐

臭豆腐是经过发酵制成，在发酵过程中很容易被污染，并且还含有大量挥发性盐基氨以及硫化氢等，这些都是蛋白质分解的腐化物质，吃多了则会有损健康。所以肝炎患者应忌吃臭豆腐。

4. 应该注意戒烟戒酒

酒的主要成分酒精，对肝脏有直接的损害作用。酒精可促进肝内脂肪的生成和蓄积，长期过量饮酒的人，常常发生脂肪肝，对于原有肝炎的患者更易发生或加重病情。所以，享受国务院特殊津贴的肝病专家常怀利教授指出，在肝炎患病期间，戒烟和戒酒是很有必要的。

5. 清淡的食物有利于肝脏

对待肝炎患者应给以适量的清淡易消化的流质食物。肝炎患者饮食原则如米汤、绿豆汤、牛奶、豆浆、新鲜的蔬菜、水果汁、糖水，以补充热量。

6. 适当的补充一些营养物质，有利于受损器官的恢复

即可食高蛋白、适量碳水化合物和脂肪，足够热能的饮食。如鲜鱼、肝、瘦肉、蛋、奶、豆腐及制品，主食粥、面片。

7. 饭量还适当

可以秉着“少食多餐”的原则，还是在三餐之间加点心、蛋糕、饼干、藕粉、麦乳精、以补充热能。

8. 多吃一些新鲜的水果和蔬菜

蔬菜和水果不仅含有丰富的天然维生素，还含有大量的纤维素、木质素、果酸、无机盐等，这些物质是肝病康复过程中必不可少的营养成分。此外，多吃蔬菜和水果不仅可以补充缺乏的营养元素，还具有通畅大便，促进毒素排出，减少肠道内细菌分解产生的有害物质吸收入血的作用。

9. 合理选择补品

少数属脾胃虚弱或肝肾阴虚的慢性迁延性肝炎或肝硬化患者，则可是适当的选择一些补品来保肝护肝。若是一味地追求的话，就很有可能会有适得其反，对肝炎治疗是很不利的。

10. 补充一定的水分和维生素

多食果汁、蔬菜汁，补充维生素、无机盐等，都是有好处的。每日保证维生素和水的摄入量，以利小便，促进有害物的代谢。

几味中草药，护肝有良效

目前，国内外对病毒性肝炎的治疗尚无特效药物，大多采用对症、保肝等手段。近年来，人们从中草药中找到了不少有保肝作用的药物。具体说来，这些药物有以下几种：。

丹参：研究证明，丹参能抑制和减轻急慢性肝损伤时肝细胞变性、坏死以及炎症反应，加速纤维组织重吸收，具有抗肝纤维化、改善肝脏血液循环、防止肝硬化的作用。

白芍：白芍提取物对D—半乳糖胺所致肝损伤和血清谷丙转氨酶（SGPT）升高有明显对抗作用，可降低SGPT，使肝细胞的病变和坏死恢复正常，从而达到保肝作用。

当归：能减轻肝细胞变性坏死，促进肝细胞再生，抑制肝纤维化。还可使血清谷丙、谷草转氨酶（ALT、AST）降低，降低程度与用药量呈明显的量效关系。

川芎：川芎中的川芎嗪能降低血清转氨酶，维持和提高肝组织中SOD活性；清除氧自由基，减少其毒性，具有良好的抗脂质过氧化损伤作用，且显示有抗肝纤维化作用。

三七：实验表明，三七长期小剂量给药，可以改善肝脏微循环，有促进肝组织修复、再生和抗肝纤维化的作用。

黄芪：黄芪有抗氧化及稳定肝细胞膜作用，能促进胆红素代谢，减少肝细胞坏死，促进肝细胞再生。临床用黄芪治疗黄疸型肝炎取得了较满意的效果。

冬虫夏草：能减轻肝脏的炎性细胞浸润和肝细胞变性坏死，同时能抑制Ⅰ、Ⅱ型胶原在肝内的沉积，使已形成的胶原重新吸收和溶解，有抗肝纤维化作用。

五味子：对肝损害引起的 SGPT 升高均有降低作用。也能使肝炎患者的高 SGPT 降低，还可减轻中毒性肝损伤的物质代谢障碍，具有轻度升高肝糖原、减轻肝细胞变性、减轻中毒致病因子对肝细胞线粒体和溶酶体的破坏、促进肝细胞内蛋白质合成的作用。

猪苓：四氯化碳所致肝损伤小鼠腹腔单核巨噬细胞数和释放 H_2O_2 能力明显下降，猪苓多糖能使其增加和回升。该药能提高机体的细胞免疫功能，被认为是治疗慢性肝炎的重要药物之一。

简易食疗方，实用又护肝

病毒性肝炎是一种常见的传染病，一定要提高警惕，做到早发现、早治疗。如果不幸患上了肝炎，我们应该积极治疗、适当休息和补充营养，这样也有可能在较短时间内恢复健康。同时，在对症用药治疗外，应配合食品来辅助治疗，可以收到药半功倍的效果。现简介一些食疗方法。

1. 茵陈粥

材料：茵陈 30 ～ 60 克，粳米 50 ～ 100 克，白糖适量。

做法：先将茵陈洗净，煎汁，去渣，入粳米后加水适量，待粥欲熟时，加入白糖适量，稍煮一二沸即可。

功效：清利湿热，退黄疸。适用于急性传染性黄疸型肝炎。

2. 栀子粥

材料：栀子仁 3~5 克，粳米 50 ～ 100 克。

做法：将栀子仁碾成细末，同时煮粳米为稀粥，待粥将成时，调入栀子末稍煮即成。

功效：清热泻火。适用于黄疸性肝炎、胆囊炎以及目赤肿痛、急性结膜炎等。需要注意的是，此粥不宜久服多食，平素大便泄泻的人忌用。

3. 茯苓粥

材料：茯苓粉 30 克，粳米 100 克，红枣 20 枚。

做法：先将红枣文火煮烂，连汤放入粳米粥内，加茯苓粉再煮沸即成。

功效：健脾补中，利水渗湿，安神养心。适用于慢性肝炎、脾胃虚弱、腹泻、烦躁失眠等症。

4. 虎杖甘草粥

材料：虎杖 20 克，甘草 10 克，大米 10 克。

做法：先将虎杖、甘草洗净，浸入 600 毫升水中约 1 小时后，入砂锅中放火上煎取水 500 毫升，去虎杖、甘草，加入淘洗干净的米，用慢火炖成粥，放冷食用。

功效：具有清热解毒，利湿退黄，补益脾胃的作用，适用于病毒性肝炎急性期伴有黄疸者。

5. 松子荞麦汤

材料：松子仁 30 克，葵花子仁 15 克，荞麦 30 克。

做法：将松子、荞麦、葵花籽共煮成汤，一日量，分 2 次服。

功效：松子有抗衰老的功用，每百克松子仁中含蛋白质 16.7 克，脂肪 63.5 克，碳水化合物 9.8 ～ 13 克。特别是松子所含脂肪为人体所需的亚油酸、亚麻油酸等不饱和脂肪酸，对预防心血管病也有良好作用；荞麦能降胆固醇和血脂；葵花子营养十分丰富，也能降低血液胆固醇的含量，是软化动脉管壁、保肝降血压的妙品。

6. 荸荠汤

材料：荸荠 250 克。

做法：荸荠洗净，削去皮，加水 1000 毫升，煮至 500 毫升，饮汤吃荸荠。

功效：荸荠中含有粗蛋白、粗脂肪、淀粉及钙、磷、铁、维生素 C 等，对肝炎患者的康复极为有利。

7. 马齿苋瘦肉汤

材料：瘦猪肉 250 克，马齿苋 300 克。

做法：猪肉洗净，切成 2 ~ 3 厘米见方的小块；马齿苋除去根、泥沙，洗净。先将猪肉于汤锅内加冷水煮沸，去浮沫，放入洗净的马齿苋，武火煮沸后，转用文火煮至肉烂，加入精盐、味精调味即成。去马齿苋，吃肉喝汤。

功效：猪肉滋肝补虚；马齿苋清热解毒。两味炖煮，扶正祛邪，用治肝炎病效果较好。

8. 黑豆炖猪肉

材料：黑豆 150 克，瘦猪肉 250 克。

做法：黑豆、猪肉洗净，将猪肉切成 1 厘米见方的小块，与黑豆一起放入砂锅内，加水适量，先用大火煮沸，去浮沫，后改用文火煨炖，待肉熟豆烂后，加入盐、味精调味，饮汤食肉。

功效：具有滋阴润燥作用，尤其适用于慢性肝炎恢复期食用。

9. 泥鳅豆腐羹

材料：活泥鳅若干，豆腐 1 块。

做法：泥鳅剖腹去肠洗净，切段；豆腐切成小块备用。于炒锅中加入少量的油，至油烧至八成熟时，放入泥鳅爆炒后加入适量水煮沸，再加入豆腐，开锅后煮2分钟，加入盐、味精调味，并加适量的芡粉勾芡即成。

功效：祛湿和中，清热散血，对肝炎病人具有辅助治疗的作用。对促使黄疸消退及转氨酶下降，比较明显，尤以急性肝炎更为显著。

10. 佛手炒肉片

材料：佛手1只，猪里脊肉100克。

做法：佛手洗净，切成薄片；猪肉洗净，切成薄片，用少量湿淀粉拌匀。炒锅中加入适量的色拉油，烧至七成熟，入猪肉于锅中略炒，再加佛手同炒片刻，放少量水于锅中略煮，最后加入盐、味精调味。佐餐食用。

功效：佛手色泽金黄，气味芳香，具有疏肝理气的作用。是辅助治疗慢性肝炎的有效食疗方。

11. 首乌猪肝片

材料：新鲜猪肝250克，首乌50克，黑木耳25克。

做法：首乌洗净，入锅中加水适量，煎取浓汁备用；猪肝洗净，切成薄片，加入少量的盐、淀粉及首乌汁拌匀；黑木耳放入冷水中泡开。将炒锅置火上，加入适量的油，烧至七、八成熟时，加入少量姜丝略炒，然后倒入拌好的猪肝，翻炒片刻后，起锅；将余下的首乌汁倒入锅内，加入料酒、酱油、精盐、黑木耳，略煮，后入湿淀粉勾芡，并倒入炒好的猪肝，翻炒片刻后，加入小葱，起锅装盘，佐餐食用。

功效：首乌具有补肝、益肾、养血、祛风的作用，对肝炎患者，尤其是慢性肝炎患者能起到保肝解毒的作用。

12. 山药桂圆炖甲鱼

材料：山药片30克，桂圆肉20克，甲鱼1只（约重500克）。

做法：先将甲鱼宰杀，洗净去内脏，连甲带肉加适量水，与山药片、桂圆肉清炖，至炖熟。食用时，吃肉喝汤。

功效：滋阴潜阳，散结消，补阴虚，清血热。适用于肝硬化、慢性肝炎、肝脾肿大患者。

13，酸枣饮

材料：酸枣 50 克，白糖适量。

做法：将酸枣 50 克，加水 500 克，文火煎 1 小时，加白糖适量。

功效：适用于急慢性肝炎、转氨酶高、心烦不安患者。

14，佛手柑饮

材料：佛手柑 15 克，白糖适量。

做法：将佛手柑 15 克，白糖适量，泡茶。或将佛手柑与粳米煮粥，常食效果相同。

功效：醒脾开胃，疏肝理气。适用于肝胃气滞之脘胁胀痛者。阴虚五心烦热者不宜食。

第十二章 酒精肝的日常防治及家居调养

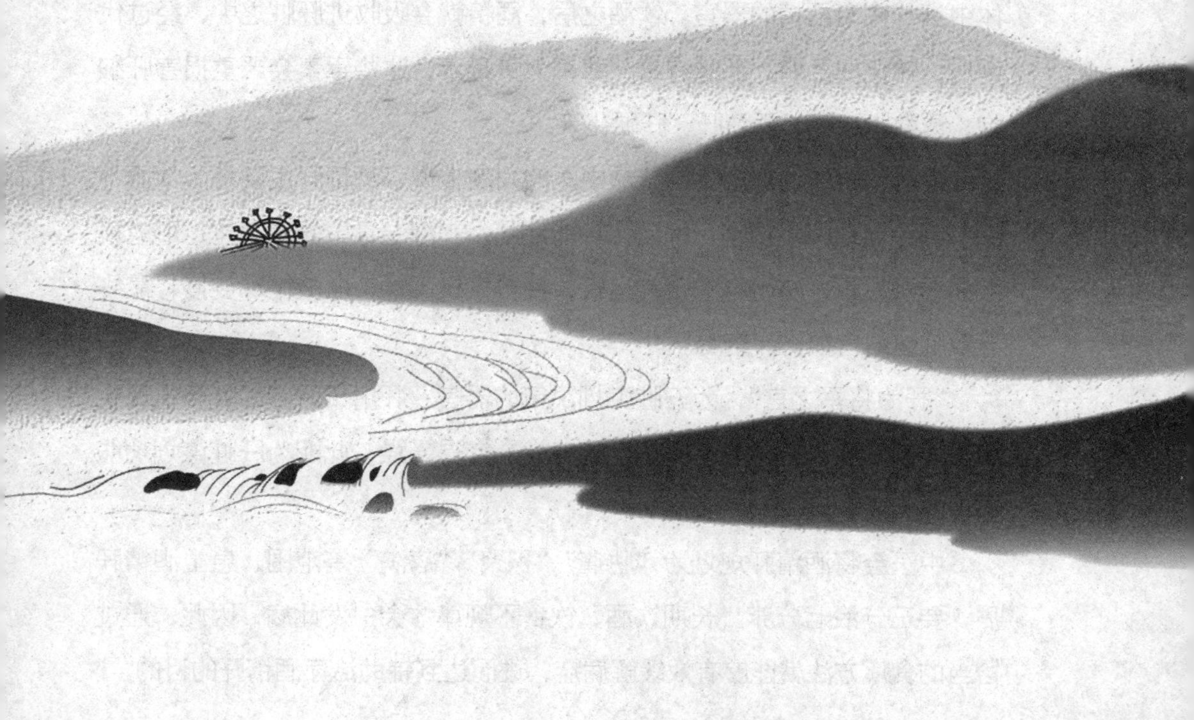

饮酒无度，当心酒精肝找上门

酒精性肝硬化为长期饮酒过度所致，现在的人，常常会喝到酩酊大醉，每次喝醉之后身体都非常难受，想着以后再也不喝酒了，可下次有人请客、有应酬，还是忍不住喝上几杯，终于有一天发现自己的肝区不适，就赶忙到医院检查，已经患上了酒精性肝硬化。

其实喝酒伤肝这个道理谁都知道，一项调查显示，酒精已经成为肝病出现的主要原因之一。很多人会觉得疑惑，酒精怎么会伤害肝脏呢？下面就来为大家详细地介绍一下这个过程。实际上，原因并不复杂，肝脏为人体中唯一代谢酒精的器官。饮酒之后，酒精就会吸收进肝脏之中，经过代谢后，转化成乙醛，乙醛有毒，蓄积大量毒素，这些毒素会严重损害肝细胞，诱发脂肪肝、酒精肝、肝硬化等。

中医和西医的理念不同，从中医的角度上说，酒精肝主要是为饮酒不加节制，导致脾胃损害，脾运化功能混乱，水液湿毒不能被消化，形成痰液和湿毒淤积，妨碍气的正常运行，使得气机不畅、血液循环变慢，最终导致脏腑器官损伤、衰竭。

“肝为将军之官”，为五脏谋划决策的器官。肝出了问题，就会出现决策失误。一般来说，患上肝病，脾气就会变得暴躁，此即为肝脏谋划功能出现的问题。

中医会将酒精肝规划为“胁痛”“积聚”“痞满”等范围，患上酒精肝后，要三分治七分养。长期饮酒、饮食不规律才会引发此病，因此，通过恰当的食疗方法就能够有效缓解病症，进而达到辅助治疗酒精肝的目的。

记得有一次，一位60岁出头的老人来诊所就诊。老人告诉我，到医院检查肝功能后，检查出是酒精肝，虽然之前连续服用了半年多的药物，不过症状一直没有好转，现在常常觉得腹痛、胃胀、头晕。由于老人的身体太过虚弱，所以我并没有给他开药，而是给他推荐了几种食疗方，让他回去之后仍然服用之前开的药。

我给老人推荐的药膳是金钱草砂仁鱼。具体烹调方法为：取一条活鲤鱼，之后到药店中买一些车前草、金钱草、砂仁，回家炖鱼，吃鱼喝汤，每个星期吃两次。鲤鱼性平味甘，有消肿利水、健胃补脾之功；金钱草有利尿清热消肿之功；车前草性寒、味甘，可清热明目、化痰清肺、利水通淋；砂仁可行气调中、消食开胃。将上述药材放在一起吃，就能够起到清热解毒、疏肝胆，养护肝脏，缓解酒精肝之功。

老人回家之后，按照我教给他的方法烹饪菜肴，坚持药膳、药物同服一段时间之后，他的症状缓解多了。

任何植物都有其特性，中医就是在利用植物治病。很久以前，并未对药物和食物进行区别，后经祖先挑选，味道好的变成了食物，而味道不好的就当成药。老人回家之后又吃了些滋补、护肝药物，之前的症状就彻底消失了。

在此提醒大家，饮酒必须适量，饮酒过度就会导致酒精肝、肝硬化或酒精中毒。为了自身健康，大家要做到适度饮酒。

请对酒精肝重视起来

中国是酒文化大国，许多人喜欢饮酒助兴。导致我国酒精肝发病率一直居高不下。所以平时大家需要注意肝脏的护理，以免导致更多的影响，另外在平时也要注意多休息，了解其中的危害，来避免免疫能力低下，那么酒精肝的危害都有哪些?

1. 酒精肝会引起腹水与感染

酒精肝因电解质、渗透压、营养等因素导致出现大量腹水，类似于肝硬化和肝癌病人的腹水，因此导致恶性循环容易出现电解质紊乱或者危及整个系统导致死亡。

2. 酒精肝会引起上消化道出血

酒精肝引起的门脉高压症，多发生上消化道出血，还可能由于急性胃糜烂、溃疡病或食管静脉曲张破裂出血（EVB），如果不能及时有效地处理和应对，会出现休克等情况危急生命，死亡的概率较高。

3. 酒精肝会引起肝性脑病（肝昏迷）

酒精肝病人多因消化道出血、电解质与酸碱紊乱、继发感染等因素与疾病本身错综复杂的机制导致。在发生肝昏迷时如果抢救不当或不及时，死亡率极高，对于酒精肝病人应该从预防以上诱发因素入手，同时积极治疗酒精肝。

4. 酒精肝会导致电解质紊乱、酸碱平衡失调

乙醇代谢产生高乳酸血症、酮症，导致 AG（阴离子间隙）代谢性酸中毒，乙醇过度麻醉抑制呼吸可致呼吸性酸中毒，戒酒综合征过度呼吸可

致呼吸性碱中毒。同时由于摄入少、排泄多、胃肠道与肾小管吸收不良以及乙醇所致酸碱紊乱，出现电解质紊乱，发生低钾、低镁、低钙、低磷血症等，是导致死亡的重要原因。

5. 酒精肝会导致免疫力低下极易感染

由于酒精肝病程中营养和各种并发症因素，致使免疫力低下极易感染，特别是肺部感染和细菌性自发性腹膜炎。肺炎的发生率高于人群中 3 ~ 4 倍，且为重要致死原因之一，故对其防治应予重视。

然而，很多人似乎并不把酒精肝当回事，肉照吃、酒照喝，并不太在意。其实这时你已经把危险藏在体内，酒精肝就像一个“定时炸弹”，随时都可能会爆发。

1. 酒精肝不注意，会加重肝细胞损伤

90% ~ 95% 酒精在体内转化为乙醛，再转化为乙酸，肝脏是酒精代谢的主要器官。乙醇影响肝线粒体反微管的结构与功能，影响蛋白质、糖、脂肪的代谢，发生脂肪肝。脂肪浸润、气球样变性和炎细胞浸润是酒精性肝炎的病理特点。同时乙醇使肝内氧自由基增加，白三烯等活性物质增加，增加了肝脏炎症的发生。

2. 酒精肝不注意可能会发生肝硬化

酒精肝如果不注意，不治疗，会加重肝细胞的持续损伤，肝损伤到达一定的地步就会产生肝纤维化，继而引发肝硬化。产生酒精性肝病的病史十分重要，病史中饮酒量从年限十分重要，每日饮酒 80 ~ 15ml，连续 5 年即可造成肝损害；大量饮酒在 20 年以上。40% ~ 50% 的人会发生肝硬化。

3. 酒精肝不注意可能会导致肝癌

酒精肝不治疗可进一步进展为肝癌，目前的解释是，在酒精的作用下，肝硬化时肝细胞的转换率增快，使这些细胞对致癌因子更为敏感，即致癌因子可引起肝细胞的损伤，在损伤修复之前，发生 DNA 复制，产生永久改变的变异细胞。另一种解释是，肝硬化本身就是一种癌前病变，在酒精作用下，以增生、间变导致癌的形成。这样，在酒精的作用下，从肝的炎症到肝硬化，最后形成肝癌。

酒精肝的预防及日常保健

酒精肝对于人体的伤害极大，所以为了自己的身体健康，我们一定要积极预防酒精肝的发生，倘若不幸患上了酒精肝，一定要积极治疗，科学调养，下面就给大家介绍一下这方面的内容。

1. 早发现早治疗

早期发现和治疗酒精中毒病人可预防酒精肝的发生。应定期到医院做肝功能以及体格的检查，尤其是对于长期饮酒和素有肝脏或者消化系统疾病的人而言，更应如此。

2. 调畅情志

无论是酒精肝还是正常人群，情志不畅都会对身体造成不良影响，因此要保持良好的心里状态，以免因心理压力和精神因素导致病情的加重，影响整个疾病的康复过程和治疗效果。

3. 劳逸结合

对于健康者而言要注意锻炼身体，平衡体内的脂肪，及时进行合理的代谢。对于酒精肝患者要注意休息，做到起居有节，劳逸适量。在康复过程中应根据病情的缓急轻重以及体质强弱不同，选择适当的锻炼方法。

4. 科学饮食

（1）酒精肝患者应多吃蛋白质含量丰富的食物。蛋白有促进肝细胞修复与再生的功能，所以患者平时可适当多吃一些大豆、豆制品、海产品、牛奶等。

（2）酒精肝患者应多吃低脂肪食物。高脂肪食物会加重肝脏负担，对病情不利，而低脂肪饮食可以适当缓解恶心、呕吐、腹胀等消化道症状，所以得了酒精肝应多吃低脂肪食物。

（3）酒精肝患者应多吃富含矿物质的食物。研究发现硒、铁等矿物质具有抗癌、抗肿瘤的作用，所以得了酒精肝宜多吃些含硒、含铁的食物，如蘑菇、鸡蛋、菠菜、肉、海产品等，以防止罕见癌变的发生。

（4）酒精肝患者应多吃维生素含量丰富的食物。维生素不仅是维持人体生命活动、保持人体健康的重要活性物质，而且还可有加快肝细胞修复与再生，以及辅助抗肿瘤、抗癌的作用，所以得了酒精肝应多吃维生素含量丰富的食物，如新鲜的水果、蔬菜。

5. 戒酒

对于早中期酒精肝，戒酒是最好的治疗方案。一般轻度酒精肝戒酒三四周后就可改善症状，但喝酒容易戒酒难。医学界目前还没研究出一种立竿见影的戒酒药，想靠药物、偏方戒酒其实是一种误区。有关戒酒方法主要是心理和行为治疗。首先病人应当坚定戒酒信心，主动采取措施，逐渐递减酒量，改变原有的生活方式。

也许有人认为，“我隔三岔五才上次酒场，没事。”真的是这样吗？不是！酒精肝的形成与酒中含酒精的度数有关。一般男性肝脏的承受能力是每天 40g 酒精，女性更少，40g 的酒精约相当于白兰地 100ml，威士忌 120ml，绍兴酒 250ml，啤酒 1000ml。如果超过这个量持续喝上 3 ～ 5 年，酒精肝、肝硬化就会接踵而至。酒精不仅能使健康人喝成肝硬化或肝癌，还会加速乙肝等病毒性肝炎转化为肝硬化的进程。所以有两类人绝对不能喝酒，一是酒精肝，二是病毒性肝炎患者。

总而言之，要预防酒精肝就要从身边的小事坐起，养成良好的生活习惯和饮食习惯，减少肝脏的损伤和刺激，对肝脏进行适当的调养，定期进行身体检查了解自身的具体情况。同时注意饮食规律，避免暴饮暴食，这对于轻度酒精肝的治疗是很不利的，所以酒精肝饮食是非常重要的。

实用食疗方，修复酒精肝

近些年来，随着人民生活水平的提高和社交圈的扩大，全球酒的消费量猛增。同时，酒精肝的发生亦显著增加。在我国由于饮酒导致酒精肝的发生率也呈明显上升趋势，已成为不容忽视的隐形杀手。酒精肝的食疗方法有很多，下面就给大家介绍几种取材容易，实用有效的小偏方。

1. 橄榄酸梅汤

材料：鲜橄榄（连核）60 克，酸梅 10 克。

做法：稍捣烂，加清水 3 碗煎成1碗，去渣加白糖适量调味饮用。

功效：清热解毒，生津止渴，解毒和醒酒。

2. 橄榄煲冰糖

鲜橄榄（连核）10 枚，冰糖 20 克。

做法：略捣烂，清水 2 碗，煲至1碗，去渣，慢慢饮咽。

功效：清热解毒，生津止渴，解毒和醒酒。

3. 大蒜麦芽糖

材料：大蒜 1 瓣，麦芽糖 50 克。

做法：大蒜剥去皮水煮，将水煮过的大蒜磨成泥状，将麦芽糖以热水溶化，或以微波炉加热，再加入大蒜泥，充分搅拌，使其混合均匀。一日 1 次，每次 1 小匙。

功效：该方补脾胃、行滞气，分解酒精，降低胆固醇，改善肝功能。

4. 姜汁菠菜

材料：菠菜 250 克，生姜 25 克，食盐 2 克，麻油 3 克，味精、醋、花椒油适量。

做法：凉拌，佐餐食用。

功效：能通肠胃，生津血，解酒毒。

5. 白糖煮菱角粉

材料：菱角粉 50 克、白糖适量。

做法：加水煮成稠状服食。

功效：可解酒和中，助脾气，缓肝气。

6. 黄芪郁金灵芝饮

材料：黄芪 30 克，灵芝、茯苓各 15 克，郁金 10 克，茶叶 6 克。

做法：将上述 4 味水煎取汁，煮沸后浸泡茶叶。

功效：健脾益气，利水渗湿。疏肝利胆，可用于酒精肝治疗。

以上是为大家介绍的几种有效治疗酒精肝的偏方，希望大家能根据自身的实际情况而选定疗法。远离酒精是最好的治疗方法，为了拥有健康的身体健康，希望患者们能控制饮食。那么我们再来看一看，酒精肝患者在饮食上有哪些注意事项。

1. 绝对禁酒。

2. 尽量选用去脂牛奶或酸奶。

3. 每天吃的鸡蛋黄不超过 2 个。

4. 忌用动物油，植物油的总量也不超过 20 克。

6. 尽量少吃煎炸食品。

7. 尽量少吃巧克力。

8. 可多吃些少油的豆制品和面筋。

9. 尽量多吃些新鲜绿色蔬菜。

10. 吃水果后要减少主食的食量，比如吃一个大苹果，就应该减少主食 50 克。

11. 每天摄入的盐量以 5~6 克为限。

12. 葱、蒜、姜、辣椒等“四辣”可吃，但不宜多食。

13. 可多吃些鱼、虾等海产品。

14. 晚饭应少吃，临睡前切忌加餐。

第十三章
肝硬化的日常防治及家居调养

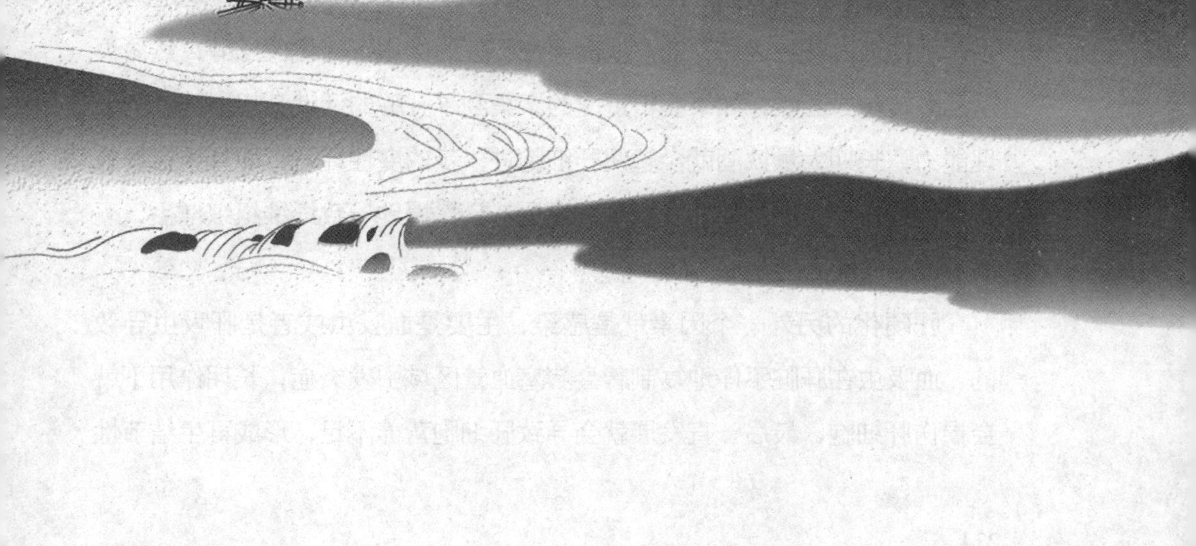

远离诱因，才能远离肝硬化

肝硬化是各种慢性肝病的终末阶段，几乎所有的肝损害长期迁延不愈都有可能发展为肝硬化，肝硬化如果不及时治疗或是治疗方法不得当，很有可能会发展为肝硬化晚期，那样的话很容易出现死亡。那么，肝硬化究竟是怎样形成的呢?

肝硬化通常都是由多种因素导致了弥漫性脑损伤。首先可以对于肝脏有损伤的主要就是乙肝病毒，乙肝病毒肝炎发展到后期就会容易形成肝硬化，乙肝病毒在肝脏内持续复制，可以释放很多细胞因子还有炎性介质，长期的作用下就会导致肝脏的炎症，如果病情反复持续的发展，就会形成再生结节，慢慢地形成肝硬化，所以乙肝病毒导致肝硬化是最常见也是最主要的一个原因。

肝硬化的另外一个因素就是酒精，脂肪肝及酒精性肝硬化的发病率也是在持续增高，肝硬化的发生通常是跟饮酒量和时间的长短有一定的关系，酒精进入肝脏之后，通常就需要在肝脏的作用下转化成乙醇，然后再从乙醇转化成乙酸，如果酒精过度的聚集到了肝脏的话就会超出肝脏的处理能力，长期大量饮酒就会起使肝细胞进一步的变性坏死，而且还会发成寄生性的炎症，在长期的发展下，最后就会慢慢地导致纤维组织增生，逐渐形成小结性肝硬化。

肝硬化的另外一个因素就是感染，主要是血吸虫或者是肝吸虫导致的，血吸虫在肝脏不停地复制着会堵塞血管区域引发炎症，长期作用下就会损伤肝细胞，最后一直发展就会导致肝细胞营养不足，形成再生结节性的肝硬化。

化学物质也是可以损伤肝脏的，一种是对肝脏直接的损伤，一种是间接的损伤肝脏，能够引起肝脏损伤的主要是一些四氯化碳，甲氨蝶呤，还有异烟酰，异丙肼。人体长期接触这一类的化学物质，就会损伤肝细胞，这些化学药物的续集可以引起肝硬化。

肝硬化的并发症对患者有很大的威胁。首先是上消化道大出血，多是由于肝硬化导致肝门静脉高压，食管胃底静脉曲张，当受到粗糙食物、化学物质或腹内压升高等因素刺激时，曲张的血管极易破裂，发生大出血。其次是腹水、自发性细菌性腹膜炎。第三，发生肝性脑病。肝昏迷和肝肾综合征、肾功能衰竭。这些并发症预后极差，是造成肝硬化患者死亡的重要原因。

肝硬化还会导致患者脾功能亢进，机体免疫功能减退，加之门静脉间侧支循环的建立，增加了感染微生物的机会，因而容易发生支气管炎、肺炎、腹膜炎、胆道感染等。由于患者抵抗力降低，这些感染无异于雪上加霜，使患者的生命受到威胁。

如果患者明知道自己患有肝硬化，不注意生活方面的问题，就会导致肝硬化的病情日趋严重。如不及时得到救治，死亡率相当高。

在这里特别要强调一下，肝硬化患者是不能吸烟的。

众所周知，吸烟对人体危害很大。不要说肝硬化患者，就算普通的健康人都要尽量少抽或者不抽。据有效统计显示，全世界每年都会有几百万人死于吸烟引起的疾病，烟被称为人类的第一杀手。吸烟不仅对自己的身体不好，同时还会影响到其他人的健康，吸烟是一个有百害而无一利的事，既浪费时间、金钱，又浪费生命。

很多被查出肝硬化的老烟民，在毫无病症的时候抱着侥幸的心理抽上一支烟，这样会给患者带来的极大的危害。抽烟会对人的肝脏造成负担，吸入的一氧化碳和焦油会影响到肝脏的代谢能力，使肝脏的硬化程度增加，导致肝硬化患者的病情加重。在此必须强调，肝硬化患者千万不要吸烟。

在这里需要强调一下，肝硬化通常是一个逐渐累积的疾病，假如能够避免诱因是可以有效预防肝硬化的，所以希望大家在日常生活中要注意个人的生活作息规律，务必对自己的健康负责。

肝硬化征兆，务必早知道

患上肝硬化虽然是件让人头疼的事情，但肝硬化早期如果能得到有效控制，患者肝功能稳定，就仍可基本承受工作和生活的能量消耗，从工作能力和强度上说和正常人区别不大。这种状态生活和生命质量良好，如果没有其他意外，活上七八十岁是没有问题的。

但是，如果肝硬化早期没有发现或疏忽治疗，一旦肝硬化步入了晚期，病人的生存率和生存期将明显缩短。治疗得当大多数人病情可以得到控制，达到病情稳定基本治愈的目的，但是要想恢复成完全像健康人一样是非常困难的。并发症的出现不但降低了生活质量，也使肝硬化晚期患者生命随时受到威胁。

肝硬化早期症状虽然不易被发现，如果心细加以留意，还是可以体察的。在这里提醒大家，发现以下肝硬化的症状伴随发生就要及时的接受治疗，以免病情的进一步发展导致肝脏纤维化的不可逆转。

1. 代偿期（一般属 Child-PughA 级）

可有肝炎临床表现，亦可隐匿起病。可有轻度乏力、腹胀、肝脾轻度肿大、轻度黄疸，肝掌、蜘蛛痣。

2. 失代偿期（一般属 Child-PughB、C 级）

（1）肝病面容。面色多黝黑污秽样无光泽，可能由于继发性肾上腺皮质功能减退，或肝脏不能代谢黑色素细胞刺激素所致，除面部外，手掌纹理及皮肤皱褶处也可有色素沉着。

（2）肝功能下降。这不仅仅是患者在早期肝硬化时会有的症状表现，这一症状会伴随患者整个疾病过程中。肝硬化患者肝脏功能下降的同时就会出现消瘦、无力以及食欲下降等早期肝硬化症状表现，随着病情的发展，患者还会有内分泌失调、出血、黄疸以及肝性脑病等症。

（3）出血倾向及贫血。患者常有鼻衄、齿龈出血、皮肤瘀斑和胃肠黏膜糜烂出血等症状。出血倾向主要由于肝脏合成凝血因子的功能减退，脾功亢进所致血小板减少，和毛细血管脆性增加亦有关。患者尚有不同程度的贫血，多由营养缺乏、肠道吸收功能低下、脾功亢进和胃肠道失血等因素引起。

（4）内分泌失调。内分泌紊乱，雌激素、醛固酮及抗利尿激素增多，主因肝功能减退对其灭能作用减弱，而在体内蓄积、尿中排泄增多；雌激素增多时，通过反馈机制抑制垂体前叶机能，从而影响垂体—性腺轴及垂体—肾上腺皮质轴的机能，致使雄性激素减少，肾上腺皮质激素有时也减少。

男性，偶尔还出现乳房肿大、腋毛和阴毛稀少等症状，另外手足末端第一关节到指甲根部的肿大，即杵状指经常出现。血液检查时，多数可出现血清胆红素浓度的增高，出现“隐性黄疸”。病情再进一步发展，会出现腹水。

（5）腹水。腹水是肝硬化常见的症状，腹腔中水潴留，出现腹胀。有时伴消化道出血。门静脉（从胃肠到肝脏流动的血液通路）内的血流发生障碍，血流通过侧支循环，形成食管静脉血管瘤。食管静脉血管瘤破裂，出现大出血，这是肝硬化死因中最常见的。

肝硬化对于人体伤害极大，必须引起注意，及早发现，及早治疗。对于本身存在病毒性肝炎、脂肪肝、酒精肝等肝脏疾病的患者而言更是如此。肝硬化早期如果能够得到有效的治疗，多数肝硬化病情可以得到控制和逆转。这类经过及时治疗的病人，其肝脏长久的保持正常功能或正常的代偿功能，可长期带病生存，基本和健康人一样生活工作，而不会影响到寿命。

肝硬化患者的饮食调养

肝硬化虽然有许多病因，但饮食失调，酒精和其他毒素的损害，在肝硬化的形成和发展中都起着重要的作用。因此，肝硬化病人在日常生活中要注意饮食的合理性和科学性。

1. 依据病症合理饮食

肝硬化患者应注意刺激性食物，以免加重病情。胆汁性肝硬化应禁食肥腻多脂和高胆固醇食物；有腹水时应忌盐或低盐饮食；肝昏迷时，应禁蛋白质；食道静脉曲张时应忌硬食，给流质或半流质；消化道出血时应暂时禁食，以静脉补充营养。晚期肝硬化并有肝昏迷者，应严格限制蛋白质摄入。浮肿或伴腹水者，应少盐或无盐饮食。

2. 忌吃廿碳五烯酸含量高的鱼

消化道出血，是肝硬化病人常见的并发症和死亡原因。食鱼又往往是诱发出血的因素之一。过去多认为，出血是由于鱼刺刺破食道曲张的静脉和胃底静脉。目前看来，食用某些鱼后，导致机体内凝血功能发生改变，可能是更重要的原因。

据报道，有些鱼中含有一种叫廿碳五烯酸的物质，为不饱和的有机酸，在鱼油中含量特别丰富。人体不能从其他脂肪中合成廿碳五烯酸，几乎完全是从食物中获得。廿碳五烯酸的代谢产物之一前列环素，能够抑制血小板，使正常肝小叶结构被破坏，使肝脏逐渐变硬而成为肝硬化。

3. 合理应用蛋白质

肝脏是蛋白的合成的场所，每天由肝脏合成白蛋白 11 ~ 14 克。当肝硬化时，肝脏就不能很好地合成蛋白质了。这时就需要合理安排蛋白质的摄入，防止肝性脑病的发生。可以选择由多种来源的蛋白质食物。为了使病人较好地适应，可以吃以酪蛋白为基础的饮食，把奶酪掺到适量的鸡、鱼、瘦肉、蛋中，每天都要有一点儿以平衡蛋白膳食。但是，有肝昏迷趋势者，则应限制高蛋白饮食，否则会发生肝昏迷。

4. 补充维生素 C

维生素 C 直接参与肝脏代谢，促进肝糖原形成。增加体内维生素 C 浓度，可以保护肝细胞抵抗力及促进肝细胞再生。腹水中维生素 C 的浓度与血液中含量相等，故在腹水时应补充大量的维生素 C。吃水果时应剥皮或榨成汁饮用。

5. 供给适量的脂肪

有的病人患肝硬化后，害怕吃脂肪，其实脂肪不宜限制过严。因肝硬化时胰腺功能不全，胆盐分泌减少，淋巴管或肝门充血等原因有近半数的肝硬化患者出现脂肪痢，对脂肪吸收不良。当出现上述症状时，应控制脂肪量。但如果患者没有上述症状时，并能适应食物中的脂肪，为了增加热量，脂肪不易限制过严。若为胆汁性肝硬化采用低脂肪、低胆固醇膳食。

6. 多吃含锌、镁丰富的食物

肝硬化的病人普遍血锌水平较低，尿锌排出量增加，肝细胞内含锌量也降低，当饮酒时，血锌量会继续降低，应严禁饮酒，适当食用瘦猪肉、牛肉、蛋类、鱼类等含锌量较多的食物。为了防止镁离子的缺乏，如多食用绿叶蔬菜、豌豆、乳制品和谷类等食物。

7. 限制膳食中的水与钠

当有水肿或轻度腹水的病人应给予低盐饮食，每日摄入的盐量不超过

3 克；严重水肿时宜用无盐饮食，钠应限制在 500 毫克左右。禁食含钠较多的食物，例如蒸馒头时不要用碱，可改用鲜酵母发面，或吃无盐面包。挂面中含钠较多，不宜吃。其次，各种咸菜和酱菜钠含量也非常多，肝硬化患者应绝对限制。同时调味品中味精以谷氨酸钠为主，会加重肝脏对水钠代谢的负担。现在，市场上方便各类顾客，还供应各种低钠盐，低钠酱油和无盐酱油。在烹调菜肴时，要特别注意烹调方法，否则反而加重钠的摄入，例如有人在做鱼、肉时习惯于先用盐或酱油浸泡，然后再用水冲掉表面的咸味，虽然吃起来不咸，但是过多的钠离子已远远超量了。做各种菜肴时，先不放盐或酱油，当把菜炒熟时最后放盐或酱油，或者炒熟后再放醋、酱油、盐吃。这样既有味道，又限制了钠盐的摄入。其他含钠较高的食品，如海产品、火腿、松花蛋、肉松等也应严格控制。每日进水量应限制在 1000 ～ 1500 毫升。

8. 饮食宜清淡、细软、易消化、无刺激、少量多餐

肝硬化病人经常出现食欲不振，应给予易消化吸收的食物，少量多餐，要吃软食且无刺激食品，做工要细，避免坚硬粗糙的食品，如油炸食品，坚果类食品。当合并食道静脉曲张时，更应注意严禁食用油炸食品和坚果及干果类食品，因这类食物可刺破食道静脉，引起上消化道大出血，以致危及生命。肝硬化病人千万不可满足一时口感的痛快和心理需要，而丧失宝贵的生命。

9. 三类肝硬化患者不宜吃海鲜

（1）有出血倾向和凝血功能障碍的肝硬化患者不宜吃。有的海鲜中，特别是鱼油中含有较多的二十碳五烯酸、二十二碳六烯酸以及前列环素 PG3 等有害物质，大量食用后可降低血小板凝集，延长血液凝固的时间，这对有出血倾向或凝血功能障碍的肝硬化患者来说是很不利的。

（2）肝硬化晚期症状严重或出现肝昏迷先兆的患者不宜吃。海鲜是优质动物蛋白的重要来源，肝硬化晚期症状严重者或出现肝昏迷先兆者，最

好不要吃海鲜。因为大量的蛋白质的摄入会诱发或加重肝昏迷。

（3）伴有上消化道曲张的患者不宜吃。海鲜类多数是有坚硬的外壳和骨刺，如果咀嚼不烂就可能刺破血管，引发上消化道大出血，从而危及生命，因此伴有上消化道曲张的肝硬化患者应尽量少吃海鲜。

另外需要强调一点，肝硬化患者日常生活调养应以静养为主。肝为人体代谢和合成蛋白的主要枢纽，当肝细胞被增生纤维组织分隔，形成结节状假小叶，即肝硬化时，会使各类血管间失去正常关系，肝细胞内营养障碍，导致肝功能代偿不全，从而出现一系列的生理性病变，如内分泌紊乱、蛋白倒置……若超负荷体力活动会增加肝细胞的负担，加重病情的发展。因此，在代偿期的患者不应过劳，而失代偿期的患者，则应卧床休息，这样才能保护肝脏。

预防肝硬化最好的食物

肝硬化之中疾病往往都是从乙肝等疾病发展而来的，外加这种疾病真的是一种患上之后具有危害性的疾病，这就需要大家在生活之中做好对于肝硬化这种疾病的预防，下面就给大家介绍一些预防肝硬化效果非常好的食物。

（1）大蒜不可少。大家都知道大蒜具有很好的解毒作用，而且大蒜富含维生素 A、B1 极其维生素 C，而且大蒜具有很好的抗菌，抗病作用，多吃可以有效预防肝硬化的发生。而且蘑菇含有丰富的蛋白和脂肪，能够增强免疫力，抗肿瘤的作用，所以平时要多加食用。

（2）多吃点胡萝卜。胡萝卜这种食物性微温，味甘辛，富含的就是比较丰富的胡萝卜素，对于提高肝病病人维生素 A 水平具有很大的帮助，可以预防肝病，从而可以预防肝硬化。

（3）多吃木耳。木耳性平而味甘，含有丰富的脂肪、蛋白质、多糖，对于预防肝硬化具有一定的帮助。

（4）多吃海藻。海藻这种食物对于预防肝硬化也是具有一定帮助的，因为海藻之中含有大量碘、藻酸、维生素、蛋白和脂肪等，具有化痰散结之功效，因此对于肝硬化等肝病也是会起到一定作用的。

（5）可适当多喝些酸奶。酸奶中含有一种良性益生菌，可提高机体自然杀伤细胞活性，促进抗体产生；可保持肠内环境处于弱酸性环境，并一定程度上增强自身的免疫系统，对于保持免疫力的提高是很有利的。

（6）多吃些牛肉。牛肉中含有能够增强机体免疫力，促进白细胞的生长，帮助人体防范病毒、细菌等有害物质侵害的锌元素，因此多吃牛肉可以有效预防肝硬化，尤其是在寒冷的冬季食用还能预防流感。

（7）多食用些菌类。肝硬化发生的一个重要原因，就是自身抵抗疾病的能力较低，因此防止疾病发生最需要做的是提高机体免疫力，生活中多吃些可以促进白细胞的产生和活动的蘑菇等菌类。

总而言之提醒大家，对于身体有益的食物平时一定要多吃，这样才能更好地预防疾病的发生。肝硬化的预防很重要。大家除了在日常生活中多加注意以外，也要通过饮食来做好预防。

赤豆鲫鱼汤，肝硬化患者就吃它

从中医的角度上说，气滞血瘀易导致肝失所养，容易诱发肝硬化。所以，肝硬化的主要诱因为气滞血瘀，防治的过程中也应该以舒畅气血为主。

记得有一次，一位肝硬化患者找到我，他的情绪非常低落，他告诉我，很担心自己会因此患上肝癌，总有一种生命即将到尽头的感觉。我笑了笑，告诉他，只要调养得当，肝硬化是可以被控制的。我给他推荐了一款药膳——赤豆鲫鱼羹，让他回去之后烹调食用。此菜肴的具体烹调方法为：取鲫鱼 1 条，赤小豆、桑白皮、生姜、陈皮、盐各适量；将鲫鱼按照常规的方法处理干净，备用；陈皮、赤小豆、桑白皮分别清洗干净；姜清洗干净后切成片状。把准备好的材料一同放入砂锅里，倒入适量清水，开大火烧沸，之后转成小火继续熬 2 小时左右，调入适量盐、味精即可。

此药膳之中，鲫鱼味道鲜美、营养丰富，中医认为，鲫鱼可除湿利水、补虚羸、补中生气，改善体质虚弱；赤小豆可入心，祛心火，保持心神安宁；桑白皮散发着甘甜之味，可补虚益气，提升患者免疫力。将上述食材搭配在一起，此药膳有除湿补脾胃、补虚强身之功。

西医认为肝硬化为病毒感染、寄生虫感染、酒精慢性中毒、慢性病毒性肝炎等因素诱发。中医对此病发病源的认识和西医有很多相似的地方，比如慢性肝病、外邪入侵，此外，中医认为饮食无节、劳逸无度也是导致肝硬化的诱因。不过这些都是表面原因，纠正不良的生活习惯也只能治标，从中医的角度上说，气滞血瘀才是肝硬化的主要诱因。

中医认为，肝硬化属“积聚”“臌胀”病范畴，是外感湿热、疫毒、饮酒过度、情志不遂等因素所致，导致肝主疏泄功能失调、气滞血淤、肝络不通、肝失所养，进而诱发肝硬化。

肝硬化是常见的慢性肝病，最开始是肝损伤，肝的正常生理功能被破坏，如果不及时进行调理，任其发展，就会导致肝脏变形、变硬，此即为我们常说的肝硬化。

由于肝硬化的根本病因是气滞血淤，所以，要从调理气血着手治疗肝硬化，进而畅通气血。疏通气血除了可以依靠食疗之法，还可通过按摩的方法来调理，坚持按摩，不但能够疏通肝气，还可舒畅心情，促进疾病好转。下面就来为大家介绍几种按摩方法。

1. 敲打后背

患者呈俯卧姿势，用指头关节敲打患者后背，力度要适中，动作有节奏，每次敲打 10 下，敲打完后，搓热双手，上下搓按 3 次，可以很好地舒畅全身气血。

2. 按摩两肋

搓热双手，放至肋骨两侧，之后上下搓揉，边搓揉边想象着气血流动舒畅，身体里的有毒物质已经排出体外，身体内部呈现出阴阳调和之象。按摩过程中用力要稳，力度由轻到重，推的力度要柔和，速度要缓，身心进行全面放松。每次做 10 下，坚持不懈。

无论采用哪种方法调理肝硬化，都要拥有坚持不懈的精神，因为肝硬化属慢性疾病，发病并非朝夕之事，所以调理起来可能也要费些时间，不过只要用正确、积极、乐观的心态去面对疾病，就能够收获良效。

第十四章
肝肿瘤的日常防治及家居调养

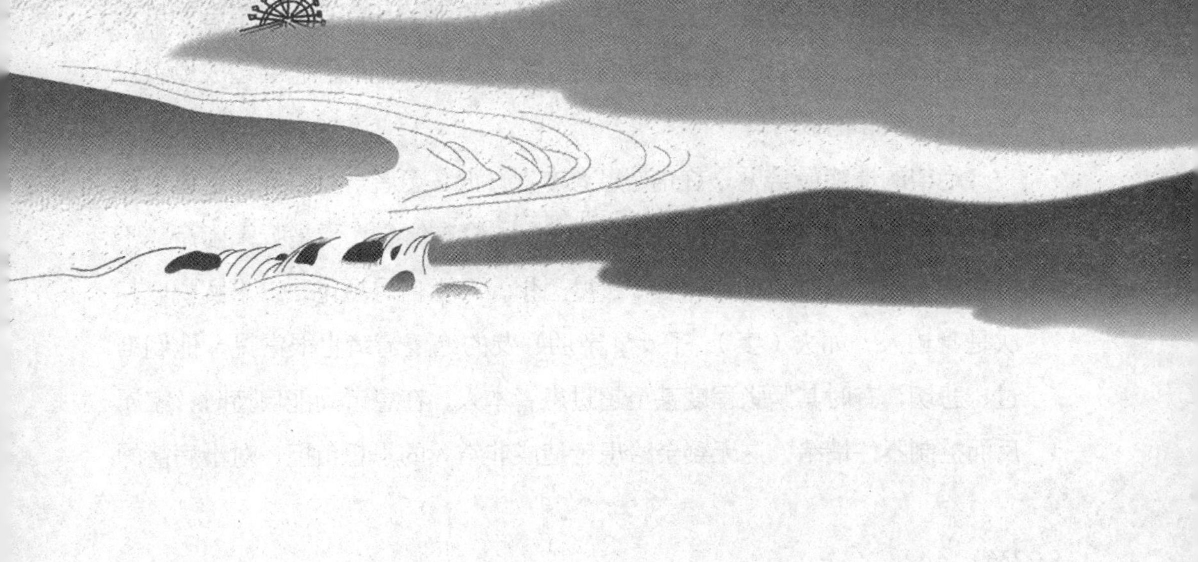

战胜肝癌关键在于“心力量”

一提起肝癌，很多人的第一反应就是头皮发麻。肝癌这个词就像魔鬼一样，让人们谈之色变。于是，有人听说紫外线能致癌，便吓得不敢晒太阳了；听说油炸食品易致癌，索性连油都不吃了；看到科普文章介绍首饰会释放射线，从此就和金项链、金戒指说拜拜了……这些现象表明，还有很多人对癌症没有形成正确的认知，认为只要得了癌症就等于被剥夺了生命，他们觉得自己生活在一个充满致癌物质的世界中，无时无刻不在承受着癌症的威胁，这种心理状态在现代医学上被称之为“恐癌症”。

正常人如果患了“恐癌症”，日常生活和身体、心理健康都会受到极大影响。德国学者巴尔特鲁施博士调查了8000位不同的癌症病人，发现大多数癌症都发生在失望、孤独、懊丧等严重的精神压力状态下。现实生活中，大多数的癌症患者也都是经受过某种变故，表情上也多是一脸阴暗；甚至电视或电影等文学作品中也设计了类似的场情。癌症患者如果存在恐癌心理，那么对于康复治疗而言，将是极为不利的。它会造成患者对癌症的绝望和消极对待。

绝望的情绪最常见。首先是患者本人，很多患者一旦得知自己患上肝癌，就会觉得“一切都完了”，对治疗根本没有信心。于是听天由命，不做它想；极度紧张，备受煎熬；过度恐惧，乃至自寻短见，以求解脱。其次是身边人，如夫（妻）、子女、亲朋好友的绝望情绪也很常见，他们难过、悲切，有时其紧张程度甚至超过患者本人，在患者尚能自持时，家属反而控制不住情绪，这无疑会给患者造成非常大的思想负担，对于病情的缓解和康复，绝对是非常有害的。

消极对待带来的后果更为严重，远远超过绝望情绪。就患者而言，讳疾忌医的情况虽不多见，但得知患病以后的消极行为则非常普遍。比如，不愿意再去医院进行治疗，觉得那是在烧钱；不再参与任何活动，活一天算一天；等等。这种情绪主观上是逃避现实，客观上是在——等死。

一个在精神上等死的人，他又怎么能活得长久。

我们不能忽视心理因素在战胜疾病过程中的重要意义，我们必须认清消极心理会给癌症治疗造成莫大的阻力。放下思想上的包袱，正确认识癌症，积极主动地与癌症抗衡，是我们最终战胜肝癌的前提。

事实上，在今天，肝癌已非不可治愈，它正逐渐被人类所控制。2006年，世界卫生组织WHO已将癌症定位可控性的慢性病。

医学数据显示，至少有1/3以上的癌症患者是可以康复的。尤其是近年来，我国几个主要恶性肿瘤的治疗水平更是有了很大的提高。以最令人闻之变色的肝癌为例，过去，在我国晚期肝癌没有治愈率，患者一旦被发现肝癌晚期，生存时间几乎不会超过十个月，而现在，有1/4的肝癌患者获得了5年治愈的疗效，而且治疗水平仍继续提高着，前景十分乐观。再者，肝癌如果能够早期发现，大多都是可以治愈的，而早期发现是完全有可能的。就我国现有的早期诊断方法和技术设备而言，足以使我们发现早期肝癌的蛛丝马迹。

事实上，许多临床例证已然证明，我们在肝癌面前并非完全处于被动地位，所以，请不要再视肝癌为洪水猛兽，昂起你的头，去与它战斗。

别让不良情绪杀了你

人的身体健康状况与情绪是息息相关的，中国古人早就意识到了这一点，所以中国的“病”字下面放了个“丙”。“丙”这个字，在天干地支中是与“心”相对的。古代医学者已然发现，在疾病的成因中，“心”起了很大作用。这个“心”不是跳动着的泵血的心脏，而是指心情。

有两项关于癌症的研究很能说明这个问题。

第一项研究发现，某些癌症患者在患病后又患上了精神分裂症，原本被认为雪上加霜的事情却使他们的生命得到了延续，多年以后，与其同期患病的正常人很多都已经过世了，而他们虽然疯疯癫癫，却大部分还都活着。这其中也许有很多原因，但极重要的一点是——他们的心境变了——他们的精神分裂了，一直揪着的、沉重的“心”不复存在了，那些因“心”而发生的疾病由此也就失去了立足之地。

另一项研究则发现，情绪消沉或有抑郁症的癌症患者死亡率比精神状况良好的癌症患者死亡率高。

这是一项以 9417 名癌症患者为对象，所做的 26 项独立研究，最终结果显示，有抑郁倾向的癌症患者死亡率比精神状况良好患者死亡率高 25%；确诊抑郁症的癌症患者死亡率比精神状况良好患者死亡率高 39%。

另外，消极情绪使癌症病人不愿配合治疗，也是导致其死亡率增高原因之一。

事实上，目前，癌症患者中有三成是因为癌症恐惧症而死亡，而 70%～80%的癌症患者都存在不同程度的心理障碍，主要表现为抑郁、焦虑、烦躁、恐惧等。除了癌细胞，心理因素正成为扼杀癌症患者生命的一个重要因素。

所以说肝癌患者要想获得最好的治疗效果，首先必须建立有益于康复的心理状态。我们提醒患者，不要把全部希望寄托在治疗上，不要把医生当成唯一的救世主，而应该唤起自己，调动自身的能量去遏制肝癌的伤害扩大。

在这里给患者们提两点建议。

1. 请积极向能够帮助自己重获健康的每一个人寻求帮助，譬如家人、好友、医生、护士，让他们给予你更多的爱护和照料，鼓励和支持，请他们理解和宽容你的情感需要和情绪波动，你与肝癌搏斗的勇气不光要靠自己，也离不开你身边的人。

2. 不要去想疾病的最终结果。如果你认为将来难以逃脱命运的残酷，必然会自暴自弃，加剧生理状况的恶化。你要告诉自己，所有的痛苦都是暂时的，由此带来的烦恼也必将过去。

拉伸筋骨抗癌功

运动虽好，但对于肝癌患者而言，盲目运动是要不得的。癌患康复训练一定要根据自己的身体状况量力而行，万不可盲目进行高强度锻炼，以免使身体过度疲劳，反而降低身体的抵抗能力。

在这里，向患者介绍一组能够随时随地进行锻炼的牵拉筋骨的简易方法，它对改善身体状况，增强体质和体能，提高机体免疫力是很有帮助的。

1. 自然站立、平坐或者仰卧均可，使全身放松，进入自然呼吸状态，然后逐步拉直身体，注意在进行这个动作锻炼的时候不要憋气。保持身体拉直状态片刻后，逐渐放松身体。在放松过程中，双目微闭或闭合，自然呼吸，用心体会全身心放松时整个身体静逸舒适的感觉，放松的时间自定。重复此动作 5 ~ 10 次。

2. 自然站立、平坐或者仰卧，使全身放松，握紧手掌，然后逐渐张开，而后将手指逐渐打开，重复这一动作 5 ~ 10 次。

3. 自然站立、平坐或者仰卧，使全身放松，然后将脚趾逐渐张开、合并，持续合并一会儿后逐渐放松，重复这一动作 5 ~ 10 次。

4. 自然站立、平坐或者仰卧，使全身放松，进入自然呼吸状态，然后逐渐将牙咬紧，连续咬紧一会儿后逐渐放松，重复这一动作 5 ~ 10 次。

5. 自然站立、平坐或者仰卧，使全身放松，进入自然呼吸状态，然后逐渐将会阴部稍向内提紧，稍停，逐渐放松，稍停，再逐渐将会阴部稍向内提紧，稍停，逐渐放松，重复这一动作 5 ~ 10 次。

肝癌实用中药方

肝癌的死亡率仅次于胃癌、食道癌，是第三大常见恶性肿瘤。肝癌最初期发病症状并不明显，晚期的主要表现包括：肝痛、乏力、消瘦、黄疸、腹水等。临床上通常采取西医手术、放化疗和中药结合的治疗方法，但是晚期患者由于癌细胞扩散而导致治愈率下降，所以要做到肝癌的早期发现、早期诊断、早期治疗。首先要做好肝癌的预防工作，坚持“管水、管粮、防肝炎”的肝癌预防七字方针。

接下来为大家介绍几个有助于缓解病情的中药方剂。

1. 蟾蜍治肝癌

材料：大蟾蜍 1 只

做法：将蟾蜍剥去皮，刺破皮棘，反贴肝区，20 天后取下。若皮肤起泡，可涂甲紫，同时服蟾皮粉，每次 1 克。

功效：解毒、消肿、强心、止痛，适用于肝癌。蟾蜍能治恶疮、杀虫、消疳，主治恶性肿瘤。

2. 党参炙黄芪

材料：甘草 6 克，水红花子、莪术、赤芍、夏枯草、广郁金各 10 克，女贞子 12 克，党参 13 克，炙黄芪 15 克，白花蛇舌草、石见穿各 30 克。

做法：将上述药材洗净后放入锅中，倒入适量清水煎服。每天 1 剂。

功效：滋阴清热，补气舒肝。适用于气阴两亏，肝郁气滞型、原发性肝癌。

3. 炮山甲治肝癌

材料：红花 6 克，桃仁、青皮、炮山甲、郁金、广木香、白芍各 12 克，制鳖甲 30 克。

做法：将上述药材洗净后放入锅中，倒入适量清水煎服。每天 1 剂。

功效：活血化瘀，软坚散结，适用于肝癌。

4. 雄黄治肝癌

材料：朱砂、五倍子、雄黄、山慈姑各等份。

做法：将上述药材一同研成极细粉，吸入疗法，每次取少量。

功效：解毒化瘀、消症散结，适用于肝癌。

5. 玳瑁龟板治肝癌

材料：蟾酥 2 克，露蜂房、邪胆子各 9 克，龟板、玳瑁、海藻各 15 克。

做法：将上述 6 味一同研成细末。每次 1 克，每天早、晚各服 1 次。

功效：清热解毒、软坚消结，治疗原发性肝癌。

肝癌患者特效食谱

肝癌即肝脏恶性肿瘤，包括原发性和继发性两大类。其中，原发性肝脏恶性肿瘤起源于肝脏上皮或间叶组织，是我国高发的、危害非常大的恶性肿瘤；继发性肝癌被称作“肉瘤”，和原发性肝癌相比比较少见。继发性肝癌又叫“转移性肝癌”，指的是全身多个器官起源的恶性肿瘤侵犯到肝脏，多发生在胃、胆道、胰腺、卵巢、子宫、乳腺等器官的恶性肿瘤的肝转移。

肝癌患者应当以高蛋白、高维生素、高热量的食物为主，肝癌中晚期和合并肝硬化的患者不适合吃过硬、粗纤维的食物。

肝癌晚期患者在饮食上要注意多补充维生素，维生素 A、维生素 C、维生素 E、维生素 K 等均有辅助抗肿瘤之功。维生素 C 主要存在于新鲜果蔬中。果蔬里面所含的胡萝卜素进入人体之会转化成维生素 A，因此肝癌患者要多吃胡萝卜、菜花、白菜、大枣等富含胡萝卜素的果蔬。而且还应多吃些新鲜果蔬，如南瓜、竹笋、芦笋、苹果、猕猴桃等。

肝癌晚期应当注重补充能量，肝癌患者的消耗比较大，一定要确保有足够的营养。衡量患者营养状况最简单的方法就是维持体重，想要让体重维持在正常水平，最佳的方法就是保持膳食平衡，要求患者平时多吃新鲜蔬菜，一半都要是绿叶蔬菜。

肝癌患者不但消化功能差，并且经常合并腹胀、恶心等症，摄入辛辣、刺激食物之后很容易诱发肠胃不适，不利于疾病的控制，对疾病的治疗、预后都非常不利。腌制、烟熏食物里面含强烈致癌物质亚硝酸盐，经常吃此类食物不利于病情的恢复，所以肝癌患者禁止食用咸菜、熏肠、咸鱼、火腿、腊肉、鱼罐头等腌制、烟熏食物。

接下来为肝癌的患者推荐几款有助于缓解症状的药膳。

1. 苦菜汁

材料：苦菜适量。

做法：洗净捣汁加白糖后即成。每周服 3 次。

功效：具有清热作用，适宜于肝癌口干厌食等症。

2. 梨粥

材料：水梨 2 个，粳米 100 克。

做法：将水梨洗净去核，切成块；粳米洗净。锅中添适量清水，放入梨块、粳米，熬成粥即可。

功效：主要适用于肝癌所致津液不足的厌食症。

3. 山药扁豆粥

材料：淮山药 30 克，扁豆 10 克，粳米 100 克。

做法：将山药洗净去皮切片，扁豆煮半熟加粳米，山药煮成粥。每日 2 次，早、晚餐食用。

功效：具有健脾化湿，用于晚期肝癌病人脾虚、泄泻等症。

4. 胡萝卜拌粉丝

材料：胡萝卜 150 克，酱油 20 毫升，麻油 20 毫升，蒜 3 瓣，粉丝 200 克，盐、糖各适量。

做法：将胡萝卜洗净后切成细丝，放到开水中焯一下，过凉；蒜剁成末；粉丝泡软后切成段；将胡萝卜丝、粉丝放入干净的容器中，放入蒜末、盐、糖搅拌均匀即可。

功效：主治中晚期肝癌胸胁胀满。

5. 鸽肉炖鳖甲

材料：肉用鸽 1 只，鳖甲 50 克。

做法：鳖甲洗净，捣烂之后放到鸽腹中，之后放到瓦锅或大碗里面，隔水炖至肉熟透，调入盐、味精即可。

功效：主治肝癌低热、乏力消瘦。

6. 枸杞甲鱼

材料：枸杞 30 克，甲鱼 150 克。

做法：将枸杞、甲鱼共蒸至熟烂即可，枸杞与甲鱼汤均可食用。每周 1 次，不宜多食，尤其是消化不良、失眠者不宜食。忌饮白酒、辣椒、母猪肉、韭菜、肥肉以及油煎炸、坚硬的食物和刺激性调味品。

功效：具有滋阴、清热、散结、凉血作用，还可提高机体免疫功能。适用于肝癌持续低热者。

7. 龙眼猪骨炖乌龟

材料：龙眼肉 50 克，猪脊骨连带髓 250~500 克，乌龟 500 克。盐适量。

做法：龙眼洗净，猪脊骨斩细。用沸水烫乌龟，使其排尽尿液，截去头爪，去除内脏，洗净切块。加适量水久熬，少量盐调味服用。

功效：健脾生血，滋肾养阴。适用于肝癌手术后气阴两虚者。

8. 马齿苋煮鸡蛋

材料：马齿苋适量，鲜鸡蛋 2 只。

做法：先用马齿苋煮水 300 毫升，用汁煮鸡蛋，每天 1 次，连汤服。

功效：能清热解毒、消肿去瘀、止痛，适宜于巨型肝癌发热不退、口渴烦躁者。

9. 藕汁炖鸡蛋

材料：藕汁 30 毫升，鸡蛋 1 只，冰糖少许。

做法：鸡蛋搅匀后加入藕汁拌匀，加少许冰糖稍蒸熟即可。

功效：经常服食，具有止血、止痛、散瘀的作用，肝癌有出血者宜用。

10. 清炖蛇段

材料：食用活蛇 1 条，食盐、生姜、白胡椒各适量。

做法：活蛇宰杀后，去头，剥皮，取出内脏，切成寸段。锅内加清水，蛇段放锅内，加食盐、生姜、白胡椒。先大火煮沸，再改小火炖，约煮 1 小时即可。汤色乳白似奶，蛇肉雪白细嫩。清香味美，营养丰富。早、晚各 1 次。

功效：消肿祛风，活血止痛。适用于肝癌局部疼痛者。

11. 香菇蒸鲤鱼

材料：鲤鱼 1 条，水发香菇 50 克，生姜 100 克，冬笋 100 克，冬瓜皮 50 克，火腿肉 50 克。其他配料适量。

做法：将鱼除去鳞、内脏，洗净，冬笋、火腿切薄片，香菇切丁。姜、冬瓜皮切细丝，与冬笋、火腿、香菇一起放入鱼腹中，并加入适当调料。鱼放盘中，将余下火腿、冬笋、香菇围在鱼的四周，加调料，上屉蒸熟食用。

功效：消肿利水，健脾益气。适用于肝癌胸腹水者。

12. 清煮瘦猪肉

材料：瘦猪肉 250~500 克，清水 500~800 毫升。

做法：瘦肉切成小块，清水文火煮至烂熟即可，不加任何调味品，吃肉喝汤。每日一次或隔日一次。

功效：滋阴解毒，开胃进食。适用于肝癌有气阴两虚症候者。